テレビ・雑誌・ネットが絶対言わない

美容医療の最新事情

ここまでできる！
上手な活用法と注意すべきポイント

大竹奉一
Houichi Ohtake

Discover
ディスカヴァー

はしがき

「人は、かたちありさまのすぐれたらむこそ、あらまほしかるべけれ」（人は容貌や身なりが優れているのが望ましい）と兼好法師が『徒然草』第一段に書いたのは、今から900年前。

現代も、「人は見た目が9割」「面接でも美人・イケメンが有利」などと、第一印象が重要だと考えられているのは同じです。「見た目」は「幸せ」と直接つながりませんが、人生の選択肢が広がることは今も昔も変わりません。

でも、900年前は兼好法師が「身分と容貌は生まれつきだよなあ」と嘆かざるを得なかったのに、現代は、プチ整形にはじまって、美容外科・美容皮膚科・歯科矯正・再生医療の応用など、美容医療が格段に進歩して、顔と見た目を本人の希望に応じて、全身にわたってつくり変えることが可能になっています。

素晴らしい時代になったものです。**しかし顔と見た目を簡単に変えることのできる時代になったからこそ、情報の選び方、かかわり方がとても難しくなっています。**

コンプレックスを解消して新しい一歩を踏み出した人がいる一方で、失敗して人生が暗転した人もいます。それらのネガティブな情報におびえて、発達した美容医療を受けるのをためらう人も多くおられます。

私の医療ジャーナリストとしての40年を振り返ってみると、前半の20年は一般医療を、後半の20年は美容医療と再生医療を取材・インタビューしてきました。

その中で、**美容医療は、デリケートで、閉ざされた、特殊な医療だと深く感じました。**

本書では、最新の美容医療の技術を紹介しつつ、この発達した技術を上手に活用する方法をお伝えしていきます。

厚生労働省のチェックがしっかり行われている一般医療と違って、美容医療は、厚生労働省のチェックはほとんどなく、美容外科に至っては「日本美容外科学会」という同じ名称の学会が2つある（！）ために、統一的な指導も行われていません。**治療のことより、お金儲けのことを第一に考えている医師が多い**のが現状です。

美容医療を受けたいと思っても、**一般的な人が目にする美容医療の情報は、テレビ・女性誌・ネットの広告や、大げさなビフォーアフターが喧伝されるテレビ番組などに限られています。**

大新聞も、医療事故などのいわゆる「社会面の事件」以外の報道をしないので、的確な情報が圧倒的に不足し、偏った情報ばかりが氾濫しています。

この本では、まず、現代の美容医療で、どこまで人間の容姿を変えることができるのかを、**プチ整形から美容外科・美容皮膚科・矯正歯科・再生医療にいたるまで、最新の情報とその上手な受け方、またそれぞれの治療の長所・短所を明らかにします。**

次に、いよいよ美容外科を受けてみようかな、カウンセリングだけでも受けてみようかなという人への実践編が、第2部です。

このような状況の中で、「技術」「経験」「人格」を備えた医師を選ぶにはどうすればいいのか。カウンセリングはどのように受け、手術はどのように受ければいいか。ネットにはびこる「相談室」ビジネスは、どんな仕組みで相談業務をしているのか。

現代日本の美容医療の世界がどのようになっているかを、取材データを元に詳しくレクチャーします。

最後に、資料として、私が実際にインタビューして信頼できると確信した名医と、それらの医師の推せんによる**「美容医療信頼の名医」のリストと、美容外科のある大学附属病院のリスト**を紹介します。

美容医療の最新事情　もくじ

第1部 人間はどこまで美しくなれるのか

プチ整形から再生医療まで、最新情報
——目覚ましく進歩した美容医療技術

第1章 プチ整形

第2章

美容外科・矯正歯科

第2部

失敗しない美容医療の受け方

美容医療の実態と上手な活用方法

――「信頼できるよい医師」を選ぶことが成功のすべて

第3章 日本の美容医療業界の真実

第4章

「信頼できるよい医師」の選び方

第1部

人間は、どこまで美しくなれるのか

――プチ整形から再生医療まで、最新情報

目覚ましく進歩した美容医療技術

この10年ほどの間に、日本の美容医療は大きく進歩しました。特に美容外科の進歩は、目覚ましいものです。

その要因のひとつは、**メスで治療するだけでなく、注射・レーザー・光など、「プチ整形」とも呼ばれる治療が発達したこと。**

もうひとつは、**メスを使う手術においても安全・安心のレベルが上がったことです。**

その結果、以前は美容外科医自身が美容外科手術を受けたり、家族にすすめることは非常に少なかったのに、**現在では美容外科医自身が自分がキレイになるために美容外科手術を受け、その家族・知人にすすめる時代になりました。**

美容外科学会の懇親パーティで、「目はA先生、髪はB先生、皮膚はC先生にお願いしましてね」と、若返りを誇らしげに語る男性医師も増えてきました。

「プチ整形」の広まりによって、美容医療を受けることへのハードルは非常に低くなりました。

メスを使わない「プチ整形」や「アンチエイジング」としてのヒアルロン酸注射など、エステの延長として「気軽に」「安価に」「何度でも」施術できるものとして、非常に人気があります。

また、美容医療というと一般的に想像する「二重まぶた」や「豊胸」だけでなく、「歯列矯正」「植毛」「消臭」「ダイエット」など、女性だけでなく男性もその恩恵にあずかれるような技術が次々と開発されています。

本章ではまず、現在の美容医療でどのようなことが可能なのか、その上手な受け方、最新・最善の治療法はどれなのかをご紹介していきます。

第1章

プチ整形

進化する「プチ整形」の光と影

「プチ整形」とは、一般的には、「メスを使わない」美容医療のことです。

「プチ整形」という言葉は、1990年代後半にある女性のジャーナリストが使い出したとか、それ以前にもチラシなどで使われていたともいわれます。今やすっかり市民権を得て、「プチ整形ブーム」などと言われることもあります。

プチ整形は、「プチ」という言葉で、多くの人を「整形」という重い言葉から、解放しました。

「メスを使った美容医療は怖くて踏み切れない」「でも、注射や高度にコントロールされた医療機器による治療なら受けてみようかな」という女性の心を捕えたのです。

多くの大手美容外科クリニックのサイトでは、「メスを使わない」以外に、次のような特長が謳われています。

・簡単な技術である
・短時間でできる
・低価格である
・痛みはほとんどない
・入院や通院の必要がない
・翌日から化粧ができる
・他人に気づかれにくい
・気に入らなければ、元に戻すことができる

これらの「お手軽感」から、「プチ整形は簡単な技術だから、どこのクリニックに行っ

ても、どの医師にやってもらっても同じ」と思っていませんか？

大間違いです。

でも一般の方がそう思うのも無理はありません。内科などの開業医の中にも、「近くに大病院ができてから患者がさっぱり来なくなった。最近の美容医療って注射打ったりするだけだから簡単に誰でもできるらしい。私も……」と美容外科をスタートして、大失敗して慌てて撤退という医師がいるくらいですから。


プチ整形の本当の姿は、決して「プチ」ではありません。


プチ整形は、メスを使いません。そのイメージから、簡単、安価、失敗しにくいという印象を受けやすいのかもしれません。

でも実は、医療の最前線とも言える再生医療が使われているプチ整形もあるのです。あのiPS細胞や、EC細胞と同じ原理と技術が……。そうなると、もちろん簡単ではありません。注意深い技術が必要で、医師による技術の差は大きく、失敗もあります。

費用もトータルで考えると「プチ」ではありません。効果が1年程度という治療が多いので、1回の費用が10万円でも、効果を維持しようとすれば1年から2年ごとに継続治療が必要です。

どうすれば発達した技術を上手に享受できるのか、プチ整形でできること、気を付けることを本章では紹介していきます。

プチ整形の中で、最近、注目を浴びているのが、シワ・タルミに効果的なヒアルロン酸注射、表情筋に効果的なボトックス。そして、再生医療を応用した、PRP注射です。

1　ヒアルロン酸注射

2　ボトックス注射

3　PRP治療（再生医療）

プチ整形でもっとも人気のある二重まぶたやアザ・シミ治療などは、2章にまとめて掲載しましたので、そちらをご覧ください。

ヒアルロン酸注射

今、シワ・タルミ治療にもっともよく行われ、副作用が少なく、安心・安全と言われているのが、「ヒアルロン酸」注入です。特に女性が気にする、鼻から口にかけての、「ほうれい線」などを消すのに効果的で人気があります。

□人体に存在している物質を応用。失敗しても数日で元に戻せる

人間の体をつくっているのは無数の細胞ですが、この細胞同士をくっつけ合い、細胞が勝手にバラバラに移動しないようにしている成分は「結合組織」と言われています。人間が人間の体を形として維持するために必要な成分です。ヒアルロン酸はそのひとつで、元々人体に広く存在している物質です。関節では骨と骨との間などの動きを滑らかにするなど、それぞれの組織で大切な働きをしており、皮膚では、肌の張りをつくっています。

このヒアルロン酸の量は、20歳を100%とすると、30歳では65%、50歳で45%、60歳では25%と年齢とともに減少します。その結果、肌のうるおいが失われ張りがなくなり、シワ・タルミ・凹みなどが生まれます。

そこで、遺伝子組み換えなどでつくったヒアルロン酸を、シワ・タルミや、頬・こめかみ・あごなど凹んだところに入れて、肌の若返りを図るのが、ヒアルロン酸注入です。また鼻を高くしたり、唇を厚くすることにも使われます。

「コラーゲン」という物質も、細胞同士をくっつけ合う結合組織で、肌の若返りにヒアルロン酸と同じように使われます。しかし、その成分はたんぱく質なので、人体に入れるとアレルギー反応を起こすことがあるためにテストを行わなければなりませんし、分解する薬がありません。

ヒアルロン酸は、アレルギーテストは不要ですし、失敗しても分解酵素があるので数日で元に戻すことができるので、人気が集まっています。

効果の持続期間は、ヒアルロン酸の種類や個人によって異なりますが、半年から1年です。一定期間経つと、体に吸収されてなくなってしまうのです。

気に入った状態を維持するためには、1年から2年に一度は注入しなければなりません。しかしそのことはまた、安全性の証明でもあり、入れすぎても安心です。

□医師の熟練した技術が必要

治療の細かな作業については、たいへんな注意力と熟練が必要です。

注入のプロセスを、ヒアルロン酸・コラーゲン注入の名医は、次のように語っています。

ごく微量のヒアルロン酸の半透明の溶液を、細い注射器でシワの凹んでいる部分の真上から、シワの下に、シワに沿って数ミリ刻みで数珠《じゅず》つなぎに注入してシワを消していきます。

シワの大きさや状態によりますが、平均すると、1つのシワを延ばすのに1cc使います。それをシワの伸び方を見ながら300回くらいに分けて注射します。300分の1ccが一回に入る量です。非常に細かい作業です。

針の太さは日本で市販されている針の中でもっとも細い、内径0・1ミリのものを使います。表皮と真皮の境目、または真皮に近い部分に注入します。時間は、たとえば目尻のシワ両方にやって10分か15分です。

指先に充分な筋肉がついていて感度高く微妙なコントロールができること、注入するときに指先のブレを止めることができること、そしてシワが治った状態を確認できる十分な視力が必要です。最初の感触で「シワがこうなっているから、これだけの量を注入すれば2週間後にはこうなっているだろう」と推測して注入します。

注入量が少なすぎるとシワがとれません。一方、柔らかい部分に濃いヒアルロン酸を大量に入れるとデコボコが出てしまって、治るのに2、3か月、長いと半年かかります。

野球の投手がコントロールがいいかどうかと同じで、うまくできるかどうかは、天性の才能と訓練です。指先のコントロールと、視力がまず必要。これはもう遺伝的なものです。さらにたくさん訓練をして初めて、上手にできるようになるのです。

また、ある美容外科医は、

「以前はゴルフを楽しんでいたが、美容外科を開業してから、ゴルフの次の日には必ず指先が震えるのに気がついた。ミリ単位の違いが成否を分ける美容外科医として、指先を震わせながら手術するようではプロではないと感じて、ゴルフをやめた」

と言っています。


この、ヒアルロン酸注射の微妙な指先のテクニックの難しさをサポートする、「水光注射」というのも、最近話題です。

簡単に言えば、ヒアルロン酸を入れる容器があって、その底にヒアルロン酸を流し込むことのできる針が数本植えこんであって、その針の長さ、ヒアルロン酸の注入量などをあらかじめセッティングすることができる装置です。均一に皮膚表層にヒアルロン酸をまんべんなく注入することができます。ボトックスなどヒアルロン酸以外の注入したいものを入れることもできます。

どんな物質でも、肌の浅いところにも深いところにも入れることができ、まだまだ改良の余地があると思われますが、注目の装置です。

ヒアルロン酸注射の費用はアンプル（注射液の入った小さな瓶）1本約10万が目安です。1本で左右のほうれい線が埋められると一般的には言われていますが、1本のアンプルで、どれくらいのシワが治せるかは、それぞれのシワの大きさ、深さなどによります。目尻のシワにも使えます。

ヒアルロン酸注入は、シワ・タルミ治療したい方には現時点ではいちばんのおすすめの治療法といえるでしょう。

ただし、信頼できる医師を選ぶことが重要です。最近、「プチ整形」だからといって、専門的な技術をまったく習得していない「エステ医師」が施術し、初歩的なミスで取り返しのつかない失敗になった例が続出しています（具体的な事例については41ページ〜をご覧ください）。

ボトックス注射

ヒアルロン酸注入は、ほとんどのシワ・タルミを治療できますが、唯一治療できないシワが、表情といっしょに出る「表情ジワ」と呼ばれる大きなシワ。笑った時に出る「目尻のシワ」、顔をしかめた時に出る「眉間のシワ」、上を向いた時に出る「額のシワ」「あごの梅干しシワ」などです。

その治療ができるのが、ボトックス注射です。

「ボトックス」は、食中毒の原因となる「ボツリヌス菌」がつくる、「A型ボツリヌス毒素」を生理食塩水でごくごく薄くしたものです。筋肉を麻痺させますが人体には安全で副作用もほとんどありません。

ボトックスは、もともと眼科でチック症（不随意かつ突発的に起きる筋肉の収縮、まばたき、顔振り、顔しかめなど）に使われていました。それを**シワのできる部分に注射することによって、筋肉を麻痺させ、シワを取ります。**

目尻のシワは「眼輪筋」、おでこのシワは「前頭筋」、眉間のシワは「皺鼻筋《すうびきん》」という表情筋でつくられるので、その筋肉を麻痺させるのです。筋肉の動きを止めることでシワがなくなり、ピンと張った肌になります。

□ 小顔づくりや「ガミースマイル」治療にも効果あり

ボトックスでできるのは、シワ治療だけではありません。

・エラに注射することで咬筋（咬む筋肉）を縮小させて、あごの骨を削らないであごを細くして「小顔」をつくります。
・ふくらはぎや腕へ注射して、筋肉を縮小させて、脂肪吸引しなくてもふくらはぎや腕を細くできます。

・笑うと歯茎まで露出する状態を「ガミースマイル」といいます。これまでは外科手術以外に治療法はありませんでしたが、ボトックスで上唇を上げる筋肉をゆるめて、歯茎を見えにくくすることができます。

・多汗症（脇・手など）への制汗効果などに有効です（詳細は92ページをご覧ください）。

□失敗すると数か月待つしかない

ボトックスを注入するには極細針を使い、筋肉に注射します。注射による拡散範囲は1～2センチで、実際の治療では数か所から数十か所を、1～2センチの間隔で注射します。

感覚神経には作用しませんので、しびれなどの副作用も心配ありません。

注射後2～3日で治療効果が現れ、約3～6か月間持続して時間の経過とともに効果がなくなります。定期的に注入すれば徐々に長持ちするようになり、少ない治療回数でキレイな状態を保つことができます。

ボトックスそのものには、副作用はありませんが、ボトックスの使用量、入れる場所の間違いなどで、抑制してはいけない筋肉に間違った量の注射をすると大失敗も起こります。左右のバランスが悪くなったり、目を閉じることができなくなったり、能面のように表情がなくなったりするのです。

ボトックスは注射した後、すぐに元に戻すことはできないため、徐々に分解吸収されて効果がなくなるまで数か月程度待つしかありません。

顔の神経回路や表情筋の動きを熟知した医師の技術と経験が求められます。

費用は、ヒアルロン酸と同じでアンプル1本約10万円が目安です。

アンプルを開けると、それで1回分の治療をするのが普通で、同じ患者に同時に別の部位の治療もするときは、同じアンプルの液が使えます。極端に安くできると宣伝している医院では、別の患者の残った液の使い回しが疑われますので、注意してください。

ＰＲＰ治療

今もっとも注目されている「再生医療」によるプチ整形が、「ＰＲＰ治療」です。

ヒアルロン酸注入では、遺伝子操作でつくったヒアルロン酸をシワ・タルミに直接注入しますが、この**ヒアルロン酸をはじめとするコラーゲン・エラスチンなどの物質を、体の中でつくらせようとするのが、「ＰＲＰ治療」です。**

□自然治癒の仕組みを応用して張りのある肌をよみがえらせる

ヒアルロン酸などをつくるのは、真皮にある、「線維芽細胞」という細胞の働きです。

若い頃は、線維芽細胞が活発に働いて、コラーゲン、エラスチン、ヒアルロン酸の新陳代謝がスムーズに行われ、皮膚の弾力性が保たれています。しかし、老化や紫外線などによって、線維芽細胞が衰えてくると、新陳代謝は鈍り、コラーゲンやエラスチンが変性して弾力を失い、ヒアルロン酸が失われて水分が減少していきます。その結果、真皮組織は緩んだ状態となり、皮膚にシワやタルミが現れます。

そこで老化した線維芽細胞を活性化して、コラーゲン、エラスチン、ヒアルロン酸をつくらせ、張りのある肌にしようとするのがＰＲＰ治療です。

小さな傷ができると血が出ますが、放っておいても、いつの間にか止まって、瘡蓋《かさぶた》ができて、1週間ほどするとそれが自然にとれて、その下に新しい皮膚ができて傷が治ります。

皮膚や血管が傷を受けると、血液中の血小板という細胞が損傷した場所に集合して壊れて、さまざまな「生理活性物質」が出て、線維芽細胞を活性化して、血管の傷を覆うようにコラーゲン、エラスチン、ヒアルロン酸などが出て修復します。

この自然の仕組みを応用して、**目の下や目尻の下のシワの部分に、本人の血から採った**

血小板を注入することにより、繊維芽細胞を活性化して、コラーゲン、エラスチン、ヒアルロン酸をつくらせ、張りのある肌にするのがＰＲＰ治療です。

ＰＲＰというのは、（Platelet＝小板　Rich＝豊富な　Plasma＝血漿）の頭文字をとったもので、「多血小板血漿」と呼ばれています。「血小板の多い血漿」という意味で、血漿というのは血液中の赤血球・白血球・血小板を除いた液体成分のことです。

治療を受ける本人の腕から採血した血液を専用の遠心分離機にかけ、その中に含まれる、血小板を取り出し、目の下や目尻の下のシワの部分に、注射針で注入します。

「血小板を取り出し、抽出し、濃縮し」などというと、大変な作業のように感じますが、実際はメーカーがつくった「ＰＲＰキット」を使えば、誰でもできるようにマニュアル化されています。

脱水機みたいにぐるぐる回る機械に血液の入った試験管を入れて回すと、血液の成分（赤血球や血小板など）が試験管の底から重い順に層になって並びます。分離剤の上層の血小板を多く含んだ血漿を取り出します。これででき上がりです。これを注射するのがＰＲＰ

治療です。

新しい試験管に移してもう一度遠心分離し、さらに高濃度にすることもできます。

□自ら巧みに調整して過不足なく治癒させる

自然に傷が治るときには、皮膚や血管が切れたことが刺激になって血小板が集まって壊れて、傷の修復がスタートします。PRP治療では、注射という刺激で線維芽細胞の活性化がスタートすると考えられています。その活性化をPRPを入れてさらに進めるのです。

しかもその活性化は、本人の体から採った自然の治癒物質だからでしょうか、PRP自身が自分で調節機能を持って、巧みに調整して過不足なく治癒させシワ・タルミの部分がきれいに修復されると自然にストップします。

注射針による傷だけの刺激でいいのか、もっと傷をつけた方が刺激になるのか、注入する量はどれくらいが適当なのか、濃度はどうか、注入部位は浅めか深めかなど、この部位にこれだけの濃さのＰＲＰをこれだけの量注入すればベストの結果が出るという治療は、まだ確定していません。現在、医師によってさまざまな工夫がされています。

「ヒアルロン酸注入」の項で書いたように、遺伝子操作でつくられたヒアルロン酸の注入は、医師の研修・技術・経験による部分が多く、手先の器用な医師でないと上手にできないところがありました。

しかし、**「ＰＲＰ治療」は、ＰＲＰ自身が自分で調節機能を持って、巧みに調整して過不足なく治癒させているので、大きな失敗はありません。**

□歯科、腱や靭帯など、さまざまな部位に効果

ＰＲＰによる若返り効果は、シワ・タルミだけでなく、損傷した腱《けん》や靭帯《じんたい》の治療として、また歯科では、インプラント治療がよく行われるようになりましたが、インプラントには埋め込む顎の骨が充分であることが必要で、その骨を造るためにＰＲＰ（多血小板血

漿）が使われています。ＰＲＰは、シワの部位、腱や靭帯、歯槽骨の部位など、それぞれの部位で、その部位の細胞を若返らせる働きをします。

たとえば、これまで靭帯治療でアメリカで治療を受けた日本のプロ野球選手のほとんどは、靭帯再建手術（通称トミー・ジョン手術）を受けました。しかしこの手術では復帰まで1年近くが必要なので、そのシーズンは試合に出られませんでした。

大リーグのニューヨーク・ヤンキースの田中将大投手は、右肘靭帯の部分断裂により２０１４年7月に戦列を離脱することになりましたが、ＰＲＰ治療を受けた結果、同年9月に復帰することができたのです。

費用は、1回約40万円が目安です。

□まだ安全性に疑問のある「ＦＧＦ-ＰＲＰカクテル注射」

しかし、最近、このＰＲＰに、遺伝子操作によってつくられた、ＦＧＦ（線維芽細胞増殖因子）という薬を混ぜて、「ＦＧＦ-ＰＲＰカクテル注射」として注入する治療が行われ、これが今、美容外科の世界では大問題になっています。

きれいになるどころか、「FGF‐PRPカクテル注射」を入れたところにしこりができたとか、顔中にしこりができたなどの症例もあり、安全性の点で大きな問題があることが指摘されています。

しかも「FGF‐PRPカクテル注射」で希望どおりにならず、その修復のために、注射・メスなどの刺激を与えた場合に、予想できない結果になるという症例報告があります。「FGF‐PRPカクテル注射」でトラブルが起きた場合には、修復不可能とも考えられています。

使い方が間違っていた、使い方さえきちんとしていれば、安全であるとする医師もいますが、現実に悲惨な合併症もたくさん起きています。もうすこし長期的に、安全性が確立するまで使わないのがおすすめです。自然の治癒物質でないだけに増殖はできても、その人だけの調節機能を持っていないのでしょうか。

「ＰＲＰ治療は安全」だが、「『ＦＧＦ-ＰＲＰカクテル注射』による治療は、もう少し待った方がよい」というのが、現状です。ＰＲＰが実際にどのように働いて線維芽細胞を若返らせるのか、活性化機能は、またそのストップ機能はどのように働くのか、ＦＧＦはどのように作用するのか、その仕組みがきちんと解明されるのが大切でしょう。

失敗したら
その被害は「プチ」ではない

プチ整形でコンプレックスを解消した人もいます。でも、効果がまったくない人、失敗して人生が大暗転してしまった人もいるのです。

□技術のない「エステ医師」がたくさん

プチ整形のクレームや相談で多いのが、「効果がない」です。

「どの美容外科医院に行っても、タルミが取れません。フェイスリフトを受けたいので名医を教えてほしい」

こんな相談メールが、私のホームページに送られてきたので、「今までかかった医院をお知らせください」と返信しました。

その返信が、こちらです。

何軒もあります。どれも友人のすすめで、安易にかかってしまいました。

「サーマクール」は、○○○クリニック、◎○美容クリニック、◎◎○クリニックなどです。「スレッド」は、◎◎クリニック、○◎◎美容クリニック、最近は家の近くにできた◎◎◎◎クリニックで、「コグ」と呼ばれる棘《とげ》のついた糸を入れて皮下組織を持ち上げるシワ取り「コグリフト」を何回かやってます。

どれも持続せず、効果もあまりなかったのでフェイスリフトを考えております。

どれも、聞いたことのない美容外科医院や、事故で有名な美容外科医院だったので、院長、担当医師をネットで調べてみましたが、形成外科も美容外科も研修を受けていませんでした。

医師免許をもっているけれど、形成外科や美容外科の研修を受けていない、解剖学の知識もない、その研修も受けたこともない、**エステティシャンとほとんど変わらない治療をしているのに、「医師」という免許で高額治療費を請求する医師を、私は「エステ医師」と名付けました。**

この金に目のくらんだ新しいタイプの、美容外科治療をする「エステ医師」が、プチ整形ブームに乗って、さまざまな問題を起こしています。

「サーマクール」だ、「スレッドリフト」だ、「コグリフト」だと、手を変え品を変え、効果がほとんど確認されていない施術を行って、「最新治療」と称してお金だけはしっかりとるのが、彼らの手口です。

フェイスリフトは、形成外科・美容外科の実力がもっとも試される手術です。研修をまったく受けたことがない「エステ医師」は、さすがに怖くてできない。その結果、患者さんがフェイスリフトの名医を私に尋ねてきたのでしょう。

「美容医療」が、「プチ整形」という言葉によって、イメージを変えられて、一般の人により親しまれるようになったのは、時代の流れであり、いいことであるとしても、その風潮を巧みに悪用して、いい加減な治療をする医者がまたまた増えたのです。

でも臆病な「エステ医師」はまだマシです。毒にも薬にもならない治療をして、お金儲けをしているだけですから。患者の被害はお金だけです。

失敗すると、被害は「プチ」では済みません。

□「エステ医師」による取り返しのつかない失敗も

たとえば、ほうれい線を消す方法としてもっともポピュラーで安全・確実と言われるヒアルロン酸注入でも、「エステ医師」による被害が続出しています。

ほうれい線にヒアルロン酸注射を行った患者の小鼻が壊死したのです。ほうれい線の下には動脈が走り、その先が鼻の先端に至り、鼻の皮膚に血液を送っています。

解剖学を研修していない「エステ医師」は、そういう解剖学を知らず、ヒアルロン酸を鼻の皮膚につながる血管に注入したか、大量にヒアルロン酸を注入して血管を圧迫したのでしょう。血管が圧迫されて鼻に血液がいかず、酸素・栄養が行き渡らなくなり、壊死に至ってしまったのです。鼻の先から小鼻にかけて、皮膚が真っ黒になったのです。これを治療するには自分の皮膚の移植しかありません。でもかなり困難な手術です。

ほうれい線の下には動脈が走行しているので、医師は動脈を避けて注射しなければならない。動脈を圧迫しないように注入物を入れなければならない。こんなことは形成外科を研修した医師にとっては初歩的な知識です。

形成外科も美容外科も、大学で本格的に研修を受けたことのない、「エステ医師」が法律では何の咎めもなく、美容外科医療を続けているかぎり、このような事故は永遠になくなりません。

また、最近では簡単な隆鼻《りゅうび》術（鼻を高くする施術）としてヒアルロン酸注入が使われていますが、この注入でも大きな事故が起こり、新聞紙面で大きく取り上げられました。

近畿地方の大学病院に2014年、体のふらつきと右目の異常を訴える20代の女性が運び込まれた。翌日、目は光を感じなくなり、右眉から鼻にかけて皮膚が壊死した。女性は鼻を高くするため、美容クリニックで鼻の付け根の骨膜付近にフィラー（ヒアルロン酸、ハイドロアキシパタイトなどの充填物）を注射された直後だった。

検査の結果、フィラーが血管に入って周辺の血流を止めたことが原因と判明。女性は約2週間入院し、ステロイド剤を使って炎症を抑える治療を受けた。だが右目の視力は失われ、顔には大きな傷が残った。

女性に使われたフィラーは、歯の主成分と同じハイドロキシアパタイトの微細な粒を含んだジェル状の注入剤。国内では未承認だが、顔の整形で一般的に使われているヒアルロン酸より堅く、矯正した形が長持ちしやすいとして、数年前から使われ始めた。（中略）

ハイドロキシアパタイトは分解することが難しく、術後に血管を圧迫するなどのトラブルが起きると処置は非常に困難だという。ヒアルロン酸でも同様の事故は起こりうるが、

薬剤注射で分解できる。（中略）

この製品は米国など海外では、ほうれい線などのシワを目立たなくするための医薬品として承認を受けている。国内の輸入代理店の担当者は「事故については把握しており医師には説明している。医師の技量の問題だ」と。（中略）

フィラーを使った美容整形は、シワの治療や顔輪郭の矯正など幅広い。皮膚を切ることなく矯正部分に注射するだけで済み、気軽さから「プチ整形」と呼ばれる。しかし、「統計がない」（厚生労働省）ことから実態は不明。使用は広がっているとみられているが、国はトラブルについて注意喚起をしていない。

（大阪大学形成外科）細川教授は「プチ整形は簡単に受けられるから安全だと思っている人が多い。だが、事故が起きた際の危険は、整形外科手術より大きいこともあると認識してほしい」と話す。

2016年6月14日付　朝日新聞朝刊より抜粋

隆鼻術では、プロテーゼを鼻の奥に挿入する場合でも、鼻の上の方では鼻骨のすぐ上に、下のほうでは軟骨のすぐ上に挿入して、鼻の血管に注入したり、鼻の血管を圧迫したりしないことが、形成外科・美容外科の基本中の基本です。

フィラーも本来は、鼻骨、軟骨の真上に入れるべきであったのに、血管に入れてしまったために、鼻周辺の部位に血液が行かなくなって、悲劇が起こったのです。以前から台湾・韓国などで報道されていましたが、ついに日本でも同じような例が起きました。

「プチ整形だからどこで受けても同じ」「気に入らなかったら元に戻せばいい」「できるだけ安いところで受けたい」などと考えていると、こうした「エステ医師」の思うツボです。

効果がないのはまだマシで、下手をするととんでもない失敗をされてしまいます。

本書では、そうならないように「よい医師の選び方」に多くのページを割いています。

プチ整形だから、と軽く考えずに、自分で納得して選んだ医師の治療を受けてください。

第2章

美容外科・矯正歯科

二重まぶた

二重まぶた手術は、「目が大きく見える」と、一重まぶた・奥二重まぶたの人が憧れ、非常に人気があります。

物理的に見ると、二重まぶたとは、上まぶたの皮膚が折りたたまれて、シワ・折り目ができる状態です。上まぶたの皮膚と、すぐその下の軟骨がくっついていると、軟骨についている筋肉をあげると皮膚が一緒になって引き上げられて、皮膚にシワ・折り目が出て二重まぶたになります。

皮膚とその下の軟骨との結びつきが弱く、軟骨についている筋肉をあげても皮膚が一緒になって引き上げられない人が一重まぶたです。

そこで、皮膚とその下の軟骨とをもっと強く結び付け、シワをつくるのが二重まぶた手術です。

□ 埋没法と切開法

二重まぶた手術には、皮膚と軟骨を糸で結びつける「埋没法」と、まぶたを切開して脂肪を取り皮膚と軟骨を癒着させる「切開法」があります。

「埋没法」は、皮膚と軟骨を、1～3か所、糸で結びつけるだけで、その名の通りその糸を抜かないで埋め込んでしまいます。10分でできる簡単な手術で、二重の形が気に入らなければ糸を抜いてやり直しができます。

しかし、糸でとめるだけですから、糸のとめ方がゆるいと皮膚と軟骨との結合が外れて一重まぶたに戻ってしまいますし、糸のとめ方がきつすぎると、目にツッパリ感があったり、軟骨を傷付けてしまったりします。

メスを使わない「プチ整形」の代表として人気があり、どんな医師でもできる簡単な手術と考えられていますが、実は技術と経験とカンの必要な難しい手術のひとつです。

簡単な手術だと思って、技術も経験もない医師にかかり、緩んで一重になるたびに糸を抜いて再手術して、また糸をそのままにして手術を繰り返すうちに、糸を抜くのが困難になり、糸が取りきれず、つっぱるような違和感だけが残ってしまうことがあります。

また、幅の広い平行二重など、受ける人の思い通りの二重がつくれないことがあります。

一方、**「切開法」は、皮膚の部分の二重にしたい線をメスで切開し、余分な脂肪を取って、皮膚と軟骨を、しっかり癒着させます。**メスで切開したところはしっかり縫い合わせますから、元に戻ることはありませんし、幅の広い平行二重など、希望通りの二重をつくることができます。

短所は、まぶたの皮膚を切開して手術しますので、完治までに1か月ほどかかること、二重のシワに隠れて切開の傷は見えませんが、やはり傷があり、もし切開法でつくった二重が気に入らなくて修正しようとすると、修正の手術ではそれが見えないようにもう1本の傷をつけなければならないので、少し面倒になることです。

「埋没法」と「切開法」の特徴を知り、上手に選ぶことが大切です。

最初の二重の手術は「埋没法」をおすすめしますが、簡単な手術だと誤解しないことです。「上手な医師」を選んでください。

自分に技術のないことがわかっている医師の中には「修正は何度でも無料でします」とホームページで書いていることがあります。最初から修正をすることを約束することは、自分の技術に自信のある美容外科医では絶対と言ってよいほどあり得ないことです。「誠実な医師なんだ」などと勘違いしてはいけません。とんでもない医師なのです。

□目頭切開は、修復の難しい手術

最近、目の手術で要注意は、「目頭切開」です。

日本人を含むモンゴロイド系の人は、目元に、内側に切れ込んだ「蒙古《もうこ》襞《ひだ》」という部分があって、目元が丸くなっています。目を「上下に大きく」するのが二重まぶたとすれば、目頭切開は、目を「左右に大きく」する手術です。

「目頭切開」は、元々は、先天的な「目頭狭小症」という症状に適用されていた手術ですが、最近「目力《めぢから》が大切」などと言って、見栄えがするのでタレントが可能な限り目を大きくしています。それを見て「あのタレントのような大きな目にしたい」と安易な希望で、この手術を希望する人が多くなり、美容外科医がそれに応じています。

タレントは目立つことが仕事ですから、顔貌が変わるほどに目が大きくなってもいいのでしょうが、**普通の人が目頭切開をすると、目が大きくなりすぎることがあります。**目と目の間が狭くなりすぎ、切開した目元の傷が目立つこともあります。

「そんなはずではなかった、ほんの少し目頭をくっきりさせたかっただけ」と修正を希望する人が、増えています。

ところが目頭切開の修正はかなり困難で、できない場合もあります。

「蒙古襞を切る」という表現から、チョンと襞を切るだけで、修正は切ったところを縫い合わせるだけでいいと思いがちですが、目頭切開の手術は、ルーペを使ってするような微細な手術です。それを元に戻す、あるいは希望していた目にする修正は、目頭切開以上の形成外科の高度な技術を必要とし、時には修正不可能の場合もあります。

鼻を整える

鼻をきれいにするには、鼻筋（鼻の背部分）、鼻先（鼻の先端部分）、小鼻（鼻の両翼部分）の3点を整える必要があります。

□鼻筋を通す「隆鼻術」

いちばん人気があるのは、「鼻筋」の部分を整える、いわゆる「隆鼻術」です。目と目の間の鼻の付け根の背部分を高くし、鼻筋を通します。

もっとも簡単な隆鼻術はヒアルロン酸注入による「プチ整形」です。ヒアルロン酸にもいろいろな種類があって、鼻にはやや硬めの、形のつくりやすいヒアルロン酸を使います。ヒアルロン酸を入れながら、医師が鼻をつまんで、受ける人が希望する形にできますから、自分にはどんな高さの、どんな形の鼻が似合うのかを、チェックすることもできます。まずはヒアルロン酸で「お試し」してみて、シリコンや自家組織移植をするのも「プチ整形」の上手な利用法です。

1990年代に、液状シリコンを鼻に注入することが行われ、分散してしこりをつくり、美容外科の評判をひどく落としたことがありましたが、ヒアルロン酸ではその心配はほとんどありません。

ただし、ヒアルロン酸の効果は長く続きません。一生効果が続く施術は、シリコン挿入と、自分の耳の軟骨などを移植する方法です。それぞれ長所・短所、また好みがあるので、十分納得して、経験と技術のある医師に手術を受けることが大切です。

シリコンの特徴は、自然な感触で、形が自由になり、術後の変形も起こらず、どうしても気に入らないときは抜くことも簡単にできることです。

鼻の上の部分に入れるI型シリコンがよく使われます。医師が、受ける人の希望や鼻の形を見て、既成のシリコンからサイズを選び、削るなど加工してオーダーメイドのシリコンをつくります。

挿入は鼻の穴から、鼻の奥を5ミリほど切って、そこから、鼻の上の方では鼻骨、下の方では軟骨の真上に、手探りできっちり入れます。片方の手でシリコンを挿入し、片方の手で鼻を外から触って、シリコンが所定の場所にきっちり収まっているかを確認しながら進めます。目で直接見ることのできない「ブラインド手術」ですから、技術と経験が必要です。

入れる位置は鼻骨・軟骨の真上で、間違えて、筋肉や皮膚の間に入れると、鼻が腫れる期間が長引いたり、安定しないで、でき上ってから指で押すとグラグラ動いたり、下へずれてきて鼻先から飛び出るなど、さまざまなトラブルが起こります。

シリコンではなく、自分の耳・肋骨などの軟骨などを使う方法は、軟骨を採取して、それを必要な大きさと形に加工して、シリコンと同じように、鼻の奥から挿入します。

自己組織ですから、自分の鼻の組織と一体化し、完全になじむことがいちばんの特長です。レントゲンを撮っても移植した組織が写ることもありませんし、年をとれば、周りの皮膚が老化していくのと同じように鼻も自然に年をとっていきます。万が一ケガをして、鼻の部分が切れたとしても、中から異物が飛び出してくることもありません。

しかし軟骨は生きている組織ですので、何年か後に、変形する可能性があり、そうなったときに組織と一体化してるので、修正が難しいという問題があります。

シリコンと自分の軟骨、どちらを選べばいいのか、難しいところです。

間違いなく言えることは、技術と経験のない医師にかかれば、手術としては簡単なシリコン挿入でも失敗の率が高くなります。大きすぎる、受ける人の希望と異なる、挿入が不完全、挿入場所の間違いなどで、手術後に動く、鼻尖からシリコンが突き出してくる、いわゆる整形顔になるなどのトラブルが多発します。

「シリコン挿入は簡単」と言われますが、経験と技術の必要な、難しいブラインド手術です。

自己軟骨組織を使う方法は、耳・肋骨から軟骨を採取し、形をつくるので、より難しい治療です。軟骨が変形してしまったときの修正もかなり困難になります。

費用は、シリコン使用で25万円、軟骨使用で30万円程度が目安です。

□鼻先を細くする

次に受ける人の希望が多いのが、鼻先（鼻の先端部分）です。いわゆる「だんご鼻」を細く、格好よくする手術、さらに短い鼻を長く、長い鼻を短くする手術です。

「だんご鼻」の治療には、鼻の穴の中から、鼻先の余分な脂肪や軟骨を取り除いたり、鼻先の軟骨を中央に寄せて縫い合わせ、穴の形を縦長にしたり、さまざまな方法があります。

「短い鼻を長く」するには、自分の鼻の軟骨や耳の軟骨を、鼻の長さを延ばしたいボトムに移植し、「長い鼻を短く」するには、鼻骨を削ったり、軟骨や脂肪を取ったりします。

また、欧米人には比較的多い、鷲鼻など、鼻を削って、低くする手術も、最近日本人に

も増えてきました。かつては鼻の低いことがコンプレックスで、多少鷲鼻でも高いという
だけで気にしなかった日本人の美意識が変化したのでしょうか。これも鼻の中からしなけ
ればならない難しい手術で、もちろんシリコンではできない治療です。

シリコンを入れる技術しかない医師が、「短い鼻を長く」するのにL型のシリコンをよく使います。しかしL字型シリコンでは鼻先に圧力が集中するため、次第に皮膚が薄くなり、鼻先が赤くなったり、痛くなったり、最悪の場合皮膚が破れる失敗があります。シリコンは、隆鼻以外には決して使ってはならないのです。

費用は、軟骨移植を含む鼻先を細くする手術は25万円、鼻を低くする手術は30万円程度が目安です。

□小鼻を小さくする

鼻の両翼部分の「小鼻」が、足を組んで座る形のように左右に張り出した「あぐら鼻」、

鼻翼がかなり張り出している「シシ鼻」などがありますが、いずれも、切除する部位のデザインと切除量を的確に決めなければなりませんから、高い技術が求められる手術です。

また「鼻の中心の付け根」の位置が、左右の「小鼻の付け根」の位置より上になっている場合は、鼻の中心の付け根の軟骨に耳の軟骨などを移植して「鼻の中心の付け根」の位置を左右の「小鼻の付け根」の位置より下になるようにします。

シリコン挿入の手術時間は、15分くらいですが、オーダーメードのシリコンをつくるには時間がかかり、鼻の中からするブラインド手術です。準備の時間と、高い技術と経験が必要です。

費用は、あぐら鼻の手術で15万円程度が目安です。

口元・歯並びを整える

日本の美容医療では、二重まぶたと鼻に注目が集まり、口元の美しさには無頓着です。
でも、美しくなるには、目・鼻と同じくらい、口元、歯並びに注目してください。

口元は、美容外科の領域でなく、矯正歯科の領域です。歯の矯正というと、子どもの時にしなければならない、大人になってからはできないと思いこんでいる人がいますが、今は歯がありさえすれば、上顎前突《じょうがくぜんとつ》（俗に、出っ歯・反っ歯）、反対咬合《はんたいこうごう》（俗に、受け口）、八重歯・乱杭歯（叢生）を、きれいに治療することが、大人になってからでも、50歳、60歳、何歳でもできます。

目は二重まぶたが人気ですが、一重まぶたのきれいな人もいます。一重まぶたが好きだという人もいます。鼻も高い人が人気ですが、低くても愛嬌があってきれいな人もいます。低くてかわいいのが好きだという人もいます。

でも、出っ歯が好き、受け口が好きという人は、芸能人でそれを売り物にしている人以外はほとんどいません。

もし、出っ歯、受け口、歯並びなど、口元の美しさに問題やコンプレックスにある人がいれば、まず治療するのは口元です。では、なぜ目や鼻が優先されるのでしょうか。美容外科医が治療しやすく、短時間で治療できるからです。目は埋没法であれば15分です。鼻はシリコン挿入だけなら20分です。でも歯科矯正は、1年半から2年かかります。

ある、信じられないほど良心的な美容外科医はこんなことを言っています。

口元を美しくするには、その土台の歯並びが美しくなければなりません。その歯並びを変える歯の矯正は、時間がかかります。

目や鼻の手術の相談に来られた患者さんを前に、頭の一部ではソロバンをはじいているのが平均的美容外科医ですから、「矯正歯科で歯の矯正をして2年後に来てください」と言えるほど懐具合のよい、あるいは良心的な美容外科医は数えるほどしかいないのではないでしょうか。

患者さんも、目や鼻をなるべく早く手術してもらいたかったのに、2年も待たされるのでは、「他の美容外科医院に行くわ」という結末になるでしょう。

そこでいちばん損するのは患者さんです。とりあえず早く自分がコンプレックスを感じるところを治そうと目や鼻の手術を受けたために、本来自分にとってもっとも必要な口元の手術を受けそこない、あるいは実施する必要のない手術を受けるからです。

次に損するのは、良心的な美容外科医です。短時間で簡単にできる手術で、お金を得られるのにしないのですから。

いちばん得するのは他の非良心的な美容外科医ということになります。

『美人にメス 美容外科医のカルテ』折登岑夫著（朝日新聞社）より

出っ歯の人や歯並びの悪い人は、美容外科に行って目や鼻を治療する前に、あるいはお金が許せば、並行して歯並びの修正をおすすめします。まず口元をきれいにしてから、美容外科です。**歯に投資する心とお金の余裕を持ってください。**

歯科矯正は、2年かかって80万円、二重の埋没法は15分で10万円、シリコンインプラントの隆鼻術は20分で10万円。受ける人の予算が限られていたりしたら、早くて安い目や鼻の手術を選びがちです。早くお金儲けがしたい美容外科医もそれをすすめてきます。でも80万円でもローンも組めます。目・鼻がどうしても気になるなら、歯の矯正を受けながら目・鼻の手術も受けるのはどうでしょう。

□1年から2年かかって、歯を動かす

矯正歯科の手術はどのように行われるのでしょうか。

上手な矯正歯科医は、まず、受ける人の状態をよく見て、自分だけで、つまり矯正歯科で歯を動かすだけで治療できるかどうか、口腔外科医あるいは形成外科医による歯茎の切除などが必要かどうかを判断します。必要な場合は、口腔外科医・形成外科医と相談して、全体方針を決め、歯茎などの切除などに合うように、期間・費用などをトータルした、歯を動かす総合計画をつくります。

歯が動くなんて信じられませんが、動くのです。

歯は「歯槽骨」という骨に、歯の根っこの部分、「歯根部」が埋まって生えています。この歯根部は「歯根膜」という薄い線維に取り巻かれていて、歯根部と歯槽骨の間のクッションのような役割をしています。

この「歯根膜」に弱い力を継続してかけ続けると、力をかけられた側の歯根膜には「骨芽細胞」という、歯槽骨を作る骨の芽が生まれ、反対側には歯槽骨を壊す「破骨細胞」が増え、歯は、ゆっくりと押された方向に移動していきます。

歯並びがきれいでないという場合、多くは歯槽骨の大きさに入りにくい数の歯が生えています。

そこで歯を何本か抜いて、歯を歯槽骨に収まる数にして、歯がきれいに並ぶように、1枚1枚の歯にブラケット（支持具）を接着し、それらのブラケットにワイヤー（針金）を通し、2〜3週間ごとに、歯を動かしたい方向に力を加えます。それによって、動かしたい歯がゆっくりと動いていって、歯槽骨の大きさに合ったきれいな歯並びになるのです。

1年半から2年かかる気の長い治療です。矯正歯科医も覚悟を決めて治療しなければなりませんが、受ける人も、口元こそ美しさの最大ポイントだと考えて、長期にわたる治療を覚悟して受けなければなりません。でもそれだけの価値は十二分にあります。

□ 必ず「審美歯科」でなく「矯正歯科認定医」「矯正歯科指導医」に受ける

最大の注意点は、必ず「日本矯正歯科協会」の「認定医」「指導医」に受けることです。

一般医療の世界で、医師免許さえあれば、30以上のどの科の治療もできるのと同じで、

歯科医師免許さえあれば、「一般歯科」「矯正歯科」「口腔外科」「小児歯科」のどの科の治療もできます。

それぞれの科が、独自の専門技術の習得が必要です。十分な矯正歯科の教育・研修を受けていない歯科医にかかって、ひどい失敗をする例があります。美容外科の治療で、形成外科の研修をしっかり受けない医師にかかるのと同じです。

特に、「**歯を抜かないで治療できる**」「**短期間でできる**」など、**耳あたりのよい言葉には気をつけてください。**健康な歯を抜くことに抵抗のある人も多いのですが、歯並びの悪い人は、歯の生える、「歯槽骨」に入りきらない歯が生えてきているのですから、歯を抜かないで、きれいに並べるのは最初から無理なのです。

下手な矯正歯科治療で失敗した人も、きちんとした矯正歯科医にかかれば、必ずと言ってよいほど治ります。あきらめずチャレンジしてください。

また大手美容外科などには必ずと言ってよいほど「審美歯科」というのが設置されてい

ますが、「**審美歯科**」**でできるのは、歯を削ることと白くすることで、見た目をよくするだけです。**歯を動かしたり抜いたりすることはできません。口元のような、大切な機能が数多くあるところは、「矯正歯科治療」で、根本から治療されることをおすすめします。

よい矯正歯科医の選び方は、第3章（197ページ〜）で、詳述します。

小顔にする・あごを細くする

小顔が注目され、顔の輪郭を小さくすること、とりわけあごを細くすることが人気です。そのためには「あごの骨切」しか方法はありませんでしたが、最近は、選択肢が2つ増えました。「あごの脂肪吸引」と、「ボトックス注射によるあごの咬筋を小さくする」手術です。全身麻酔で骨を削るより、はるかに安全で、費用も時間も少なくて済みます。

身体のどの部分でも、上から皮膚・脂肪・筋肉・骨の順序で構成されているのですから、たとえばあごの部分が大きく見えるようであれば、**骨を切るという大きな手術の前に、脂肪と筋肉を減らして何とかならないかと考えるのが、賢い考え方です。**

脂肪であごが大きく見えているなら脂肪吸引、咬筋という食物などをかむ筋肉が発達しすぎてあごが大きく見えていると考えられるのなら、ボトックス注射が効果的です。

ボトックス注射は（29ページ～で説明したように）筋肉の働きを一時的に弱めます。額のシワなどはそれでいいとしても、咬筋は咬む機能が大切ですから、絶対とはすすめられませんが、小顔にするための手術として検討する余地は十分あります。

ただし、あまり効きすぎて一時的にしても咬む機能が弱ったりしないか、左右の大きさが同じになるかどうかなど、経験のある医師の腕が必要です。「注射だからプチ整形」と安易にとびつくと危険です。

□効果が確実、あごの骨切

効果の確実性という点では、やはりあごの骨切です。

あごの骨を削るなどというと、怖く感じますが、熟練した医師にとっては、大きな危険もない、きわめて安全な手術です。

「骨には神経が入っていますが、神経が入っている骨は限られているので、それをしっかり把握して、また骨のすぐ近くを走る大きな顔面動脈の位置など、形成外科の基礎的な知識と研修、そして経験があればそれほど難しくはない手術です」

とベテランの医師。

まず全身麻酔をして、外側の皮膚に傷跡が残らないように、口の中から、神経などを傷つけないように粘膜を注意深く切開します。さらに骨の外側を回転するバーで削って、その後ドリルで骨を削ぎ落とす方向に穴をたくさん開けて、われやすい状態をつくり、その穴から細いノミを入れて、削ぎ落とし、形をなだらかにして、自然な線を出して行きます。歯の治療を数段、難しくしたようなものです。

口の中から手術する方法は最近急速に発達して、熟練した医師にかかれば、手術時間は一時間半ほどです。筋肉などに損傷を与えないので非常に社会復帰が早く、10日もすれば仕事に行けます。全身麻酔なので、病院で一晩泊るか、クリニックの近くのホテルで泊まるのが基本です。

大切なのは、単純に「あのタレントのあの細いあごにしたい」と、部分にとらわれた希望でなく、**体全体、顔全体のバランスを考えた、あごの細さにすることです。**あまり細くしすぎると、口や目が目立ちすぎて、異様な顔に見えることがあります。

もうひとつの注意点は、**あごとしての機能を無視した手術をしないことです。**あごの骨を削ることだけに注意が向いてしまうと、削りすぎて骨の上の歯がグラグラになってしまうことがあります。まともな美容外科医であれば「そんなことはできない」と断りますが、受ける人が「それでもいいからもっと細く」と押し切ると、「それほど言うなら責任はあなたが持ちなさいよ」と、手術をする医師がいます。

私がスタジオゲスト出演したＮＨＫ「クローズアップ現代」の最初の衝撃的写真は、結婚を控えてあごを細くしようとした女性が、歯の生える歯槽骨をけずり過ぎて、歯がグラグラになって流動物しか食べられなくなり、婚約解消という悲惨な症例でした。

費用は、ボトックスで15万円程度、脂肪吸引なら30万円程度、あごの骨切は１５０万円程度が目安です。

豊胸

豊胸と言えば長い間、「シリコンインプラント」だけでしたが、最近、「脂肪注入」、「ヒアルロン酸注入」などによる豊胸ができるようになりました。それらを上手に使いこなすのもこれからの豊胸です。

確実に2サイズ以上大きくしたい人にはシリコンが最適で、これしかありません。最近の、シリコンインプラントは、「コヒーシブ・タイプ」が使われています。「コヒーシブ」とは「形状記憶型」という意味で、本物のバストと同じように、さわったときは形が変わり、さわるのをやめれば元の形に戻る、自然な形、さわり心地です。

十数年前によく使われた、コヒーシブでないシリコンバッグは、その周りに被膜（カプセル）ができて硬くなるので、それを防ぐためにかなり痛いマッサージを毎日続けなければなりませんでしたが、コヒーシブタイプの場合には、その必要はまったくありません。
形もおまんじゅうを伏せたような感じの「ラウンドタイプ」と、やや下垂気味の「アナトミカルタイプ」の2種類があり、それらに加えて大きさ・幅・高さ・厚みなどさまざまな要素の組み合せで１００種類ほどもあります。

ヒアルロン酸注入は、バストを大きくしたいけれど「手術はちょっと……」という方に適していますが、**少し大きくなったかなという程度にしかサイズアップできませんし、形もそれほど自由に変えることもできません。また1年後には体に吸収されてしまいます。**それだけに失敗はほとんどないと言えますが、中には形を長持ちさせるために、ヒアルロン酸以外の体に吸収されない物質を混入し、それが残ってしこりになり、手術によってようやく取り出した例もあります。注意が必要です。

脂肪注入は、「腹部の余った脂肪を吸引して、取った脂肪を乳房に移植する、自分の組織だから感触なども最高」と、よいことづくめの治療法とされてきましたが、現実は、**移植した脂肪の半分くらいしか定着しない上に、時にはしこりになって残り、今のところはおすすめできません。**

研究が進み、吸引した自分の脂肪をコンデンス（濃縮）して、濃縮脂肪細胞とし注入する方法、さらに脂肪幹細胞という、脂肪細胞の元になる細胞を抽出して注入する方法が行われ、より確実に脂肪細胞が生着するようになりましたが、それでも脂肪注入だけで、大きさも形も満足というところまではいっていないようです。シリコンインプラント手術の不自然な部分を修正する程度に利用するのがよいのではないでしょうか。

シリコンインプラントを入れる位置は、元々かなりボリュームのある人には、大胸筋の上に入れてもインプラントの形が目立ちませんが、ボリュームのない人には、大胸筋の下に入れたほうが目立ちません。

インプラント製品の性能や品種が増えても、最後は一人一人の患者さんに合った治療を考えることのできる、医師の技術と経験が決め手です。

ダイエット（脂肪吸引）

ダイエットが盛んですが、部分ダイエットができるのは、脂肪吸引だけです。**おなか、おしり・ふともも・ふくらはぎなど、体中のどこの脂肪でも吸引できます。さらに、わき、二の腕のあたり、顔のあごのタルミ、ほお、首のあたりの細かい脂肪も吸引可能です。**

その原理は、腹部などの取りたいところに小さな穴を開けて、直径1・5〜5ミリくらいの「カニューレ」という細い中空の管を入れて、脂肪層の中で管の先を前後左右に、扇形に動かして脂肪を砕きながら吸い出すことです。

脂肪吸引は、医師にとって重労働でしかも器用さが必要です。右手で小さな穴から入れた15センチくらいのカニューレを握って、穴を中心に扇状に動かし、左手はカニューレの先の部分を触りながら、あまり皮膚に近い部分にきて、でこぼこにならないかなどを常に確認しながら、動かしていきます。これも「ブラインド手術」です。**器用で体力があって、経験豊かな医師でないとできない手術です。**

脂肪細胞の中には毛細血管が通っているので出血は避けられません。血を止める薬、血管を収縮させる薬、局所麻酔のための痛み止めなどを、食塩水に溶かして、それを脂肪を取るところに入れて、手術の前にマッサージして、十分その溶液を浸透させておいて吸引します。こうしておくと出血が少なくてすみ、手術後の何日間かの痛みが軽くなります。

また、超音波で脂肪を溶かしてそれを吸い出す方法も併用されています。

お腹や太股から下腿の脂肪を取る時には、横からのレントゲンで脂肪の厚さを見て、血液検査、肝臓の検査などをして全身麻酔に耐えられるかどうかを確かめた上で手術をします。1回の手術でとる脂肪の量は、体重の5％まで。60キロくらいの人で、3キロくらいを取るのが1回の量。それ以上になると貧血を起こすので輸血が必要です。

脂肪吸引をすれば、あとはいくら食べても太らないかというとそんなことはありません。脂肪吸引では1000個あった脂肪細胞を300個くらい取り除いて、700個にするという方法ですから、300個分の隙間ができてスリムな体になるのですが、残った700個の脂肪細胞が大きくなるとやはり太ってきます。

脂肪吸引による死亡事故が時々報道されます。

よくあるのはお腹の脂肪吸引で、技術が未熟なために脂肪層以外のところにカニューレをつっこんでしまって腹膜炎を起こす例です。技術のある信頼できる美容外科にかかればあり得ないことです。

もうひとつは、脂肪吸引で壊した脂肪の欠片がたまたま血管の中に入ってそれが心臓や肺や脳の血管に詰まって、「血栓症」を起こし、その臓器が働かなくなって死亡する例です。手術後すぐ歩き回ったりすると脂肪片が血管に入りやすくなるので、手術後の安静はそのためにも必要です。また、緊急の場合に備えて、救急措置のできる設備、また大病院などに搬送できる連携も必要です。

費用はお腹の場合で60〜100万円くらいの間で、それに麻酔料などいろいろものを含めて150万円くらい。上から下まで手術して、500〜600万円くらいです。

「メソセラピー」と言って、脂肪を破壊する注射液を打つという療法がありますが、その成分は、大豆から抽出されたフォスファチジルコリン。顔など小さい部分には効果がありますが腹部などにはほとんど効果がありません。

植毛

普段は美容のことをまったく考えたことすらない男性が、美容外科のことを考えるようになるのが、頭髪です。

髪の毛が薄くなってきた、このまま進めば完全にハゲになってしまうのではないだろうかという恐怖は、女性にはない男性だけの大きな悩みでしょう。

でも今や、**後頭部にわずかの毛さえ生えていれば、完全と言ってよいほど、自分の毛による、フサフサとした植毛ができるようになりました。**まったくありがたい時代になったものです。

男性の毛髪は前頭部や頭頂部は男性ホルモンが支配し、後頭部は女性ホルモンが支配しています。多くの男性は歳を取るにつれて男性ホルモンの活動が活発になり、前頭部の毛が薄くなっていきますが、後頭部には毛髪が残っているのが普通です。

この**残っている毛髪を横長に切り取って、それを1センチ四方くらいの小片に切って、前額部に移植するのが、自毛移植です。**

10年以上前には、頭皮を帯状に採取して、それをそのまま、血管をつけてぐるっと前額部に回して生着させる方法もありました。ところがそれでは毛の流れがうまく調整できず、オールバックになったり、前に垂らすだけになったりして、不自然です。30年ほど前に自殺した映画俳優の自殺の原因のひとつは、この毛髪移植の失敗だと言われています。そんなこともあって、現在ではすべて、小さく株分けして、前額部に植え付ける方法です。

まず必要な植毛する本数を決め、後頭部の頭皮を横長に切り取ります。

前額部に植毛する場合には、約2000本を植毛する必要があります。平均的に1平方センチあたり160本の髪の毛が後頭部に生えているので、12・5平方センチ（2・5センチ×5センチ）の頭皮を摂取することが必要です。

摂取した部分は縫いつめて、髪の毛をある程度伸ばせば、半年後にはほとんどの場合、気づかれることはありません。

摂取した12・5平方センチの頭髪を、1〜4本の毛、1〜2本のうぶ毛、皮脂腺、起立筋を1つの単位として、顕微鏡を使って株分けします。1本毛は1本毛として、2本毛は2本毛としてそのままの生えていた状態で株分けします。

株分けされた毛はそれぞれ保存液とともにシャーレに入れられます。株は非常にデリケートで、乾燥すると5分ほどで死滅しますのでサーモメーターでモニターしながら4℃に保存します。2000本分の株分けに要する時間は1・5時間程です。

次に、植え付ける部分に切れ込みを入れ、1株ずつ植えていきます。

植え込みには、切れ込みの深さが非常に重要です。浅すぎると株が脱落しやすくなる可能性があり、深すぎると毛のう炎などの症状を起こしやすくなるからです。

その切れ込みに、一定の深さですべての株を植えるのは機械ではできません。**長年の経験を持つ熟練した医師が、拡大鏡を使って適切な深さに、植毛用の特殊なピンセットで1株ずつ植えていきます。**長年の経験で培った微妙な手の感触が頼りです。

生え際のヘアラインはもっとも微妙な部分ですので、手前からもっとも小さい1本毛、次に2本毛、その奥に3本毛と入れていきます。さらに大切なのが「毛の向き」で、ヘアラインは前向きに生えているので、切れ込みもそのようにつくりますし、つむじなどは放射状に広がる毛流をつくっていきます。

植え込みにかかる時間は、約1000本当たり1～1・5時間ほどです。

費用は、2000株で1000万円程度です。「信頼できる医師にかかれば」という条件付きですが、「かつら」で不自由な思いをするなら、予算のある方には植毛をおすすめします。

脱毛

脱毛には、「レーザー脱毛」と「絶縁針脱毛」の2種類の脱毛法があり、それぞれ特徴があります。両方の脱毛法の設備があって、毛質・部位・肌の色などを総合的に判断して、治療してくれる医院を選ぶのが賢いと言えます。

「レーザー脱毛」は、施術時間も短く、その日のうちにシャワーを浴びることも可能です。

レーザーで、脱毛ができる原理は、「黒い色にあたったときだけ反応して熱を出すレーザー光」を使って、黒い毛に反応して熱を出し、その毛を黒い色にしているメラニン色素を焼き、毛そのものを焼いて、さらに根元にある毛を作る細胞も焼いてしまって、毛が生えないようにします。

レーザーの先の、1センチ×1センチくらいの面を、印鑑をゆっくりと押していく感じで、毛の生えている部分に押していきます。100回くらいそれを繰り返しますが、かかる時間は両ワキで約5分程度、痛みは輪ゴムでパーンとはじかれた程度です。

しかし、レーザーには弱点があります。黒い色に反応してその黒い部分を焼くので、毛が黒く、太く、密集している部分には効果がありますが、黒い色のない、細い産毛（うぶげ）などには反応しにくく、白髪にはまったく反応しません。また乳輪など、皮膚が茶色の部分、肌の黒い人には、黒色に反応して、肌が焼かれます。

そのような場合には、「絶縁針脱毛」が使われます。

「絶縁針脱毛」法は、毛穴の1本1本に、それぞれの毛質に適したサイズの絶縁針を1本1本の毛根にそって奥まで確実に刺入して通電して、その熱で、毛をつくる細胞を焼いて、永久脱毛しようという方法です。

針の根元に絶縁物質をつけて、毛をつくる細胞だけを焼いて、皮膚には障害を与えないようにしています。研修を修了し熟練した専門の脱毛士による治療で、肌の色、毛の太さ・色などまったく関係なく、うぶ毛などの細い毛も大丈夫です。

針脱毛の弱点は、時間がかかることです。レーザーなら約5分でできる両ワキで、60分かかります。

□治療期間は、レーザーでも、絶縁針脱毛でも同じ

施術時間は、レーザー脱毛が、針脱毛の10分の1ですが、**目的とする部分をすべて脱毛する治療期間は、どちらも変わりなく、たとえばわきの下では1年ほどほどかかります。**

というのは、毛の生えてくる多くの細胞には成長期・退行期・休止期というサイクルがあります。一度脱毛治療をしてもそのときに休止期の毛はレーザーに反応せず、また脱毛針を入れることができないので、毛をつくる細胞が残ります。そこで1か月半ほどして、最初にレーザーを当てたり、針治療をしたときには休止期で、その後に毛が生えてきた細胞にレーザーを照射したり針脱毛したりします。

そういう治療を繰り返して行い、最終的に目標とする部分のすべての毛をつくる細胞を破壊して毛が生えてこないようにします。

レーザーでも針でも、1か月半に1回程度、1年間に6、7回の治療を続けて、1年間でほぼ永久脱毛ができます。

費用は、ワキの下の場合レーザー脱毛で5万～6万、針脱毛で1万～2万が目安ですが、頻度や回数など医院によって異なりますのでよく確認してください。

費用はかかるが施術時間が短いレーザー脱毛か、施術時間は長いが確実で費用の少ない針脱毛か。両方の治療設備を持つ医院で、患者の希望・条件などを考慮しながら丁寧なカウンセリングを受けることが大切です。

消臭

日本人はにおいに対して過敏と言われます。
欧米人の8〜9割、黒人の100%近くは、日本で言うところのワキガのにおいを出していても平気です。**ワキガに悩む日本人の患者の8割くらいは、外国であれば正常です。**日本では少し強い程度でも「くさい」と言われることが多いようです。

多少のにおいなら「人間も動物なのだから、におって当たり前」と抗議すべきでしょう。でも家族や友人が「あなたにおうんじゃない」と何気なく言った言葉に傷ついて、「周りの人がくさいと思って自分を避けているのではないだろうか」と気になって、人前に出るのが怖くなって仕事などがうまくできない人などは、治療して気分をすっきりさせたほうがよいでしょう。

汗腺には大きくわけて二種類あります。

ひとつは「エクリン汗腺」。体中にあって、汗を出して、体温調節や、皮膚に適当な湿度を与えます。このエクリン汗腺からの分泌量が多すぎる場合には「多汗症」といわれますが、脇のにおいとは直接関係はありません。

もうひとつの汗の腺は、「アポクリン腺」です。脇の下・耳の中・肛門・陰部・乳房などに分布している腺で、ここから出る汗は、人間以外の動物では性的興奮を起こすようなフェロモン作用や縄張りの標識の役割をします。

この汗の成分が質や分泌量によっては、においが強くなり、特に脇の下からのにおいは鼻に近く、本人や他人が気にして、「ワキガ症」と言う症状が出ます。

ワキガ症の治療は、手術でこのアポクリン腺を機能させないことです。

□ボトックス注射もひと夏だけの消臭には効果的

ここでも、まず「プチ整形」としてボトックスが登場します。

ボツリヌス菌は、神経の末端に結合して、そこから分泌されるアセチルコリンの放出を妨げて、筋肉の不随意運動を抑制します。そして、交感神経の末端で発汗を促進させているのが、このアセチルコリンなのです。通常、交感神経末端から分泌されるのは、アドレナリンですが、汗腺へ分泌している交感神経からは例外的にアセチルコリンが分泌されます。それでアセチルコリンを抑制するボツリヌス菌毒素が多汗症の治療に応用されるのです。**半年から1年で効果は消えますが、この夏だけ使用するということなら効果的です。**

しかもこのボトックス治療、次の条件で、健康保険が適用されます。

①原因不明の過剰な脇汗が半年以上前から続いている

②さらに以下の6項目のうち2項目以上に当てはまる

□両方の脇で同じくらい多くの汗をかく
□脇の汗が多いため、日常生活に支障が生じている
□週に1回以上、脇に多くの汗をかくことがある
□このような症状は25歳より以前にはじまった
□同じような症状の家族・親戚がいる
□睡眠中は脇汗がひどくない

美容外科医院では、健康保険を扱っていない医院もありますし、確認の電話をしてから行ってください。皮膚科では確認なしでも大丈夫でしょう。

□本格的消臭は、「超音波メス法」で、日帰りで治る

本格的治療の原理は、アポクリン腺を取り除くことです。脇を2、3センチ切開して、皮膚を裏がえして、ハサミでアポクリン腺を直接切り取る方法など、いろいろな方法が工

夫されてきました。

その考えが発展させられ、現在では、「超音波メス法」が、傷跡が小さくもっとも効果的です。

「超音波メス」というのは、長さ12センチで、先端の直径は2ミリくらいの管です。それを皮膚に挿入して、超音波を発生させます。アポクリン腺は非常に柔らかい組織なので超音波の振動で壊されて乳化します。この乳化した汗腺を吸い出して汗腺を取ってしまうのです。神経や血管は破壊されずに残るので出血がありません。

肝臓のように非常に血管の多い組織を出血させないで腫瘍だけを破壊するために使っていた超音波を応用した方法です。9割の患者で、ほとんどにおいが出なくなります。


この手術は超音波の振動の出力を上手に調節し、さらに冷たい生理的食塩水を使って、皮膚が超音波の熱でやけどしないように進めていきます。片方の手で器具を操作して、もう片方の手で皮膚の上から確認していく「ブラインド手術」です。直接目で見てアポクリン腺を取っていく方法ではありませんから、医師の熟練が必要です。熟練医なら、ほとんんど失敗はありません。

女性で脇の片方10分ぐらい、男性は15分ぐらい。2日間ぐらいはガーゼを当ててテープで圧迫。2日経ってガーゼをはずしてみて、血腫など何もなければガーゼを取ります。

術後1か月ではまだ少し赤み、半年ぐらいでだんだん赤みが取れてきて、脇の下にはシワがあるので、メスの跡もほとんどわからなくなります。

費用は両脇で、検査・麻酔・手術代、さらに3か月間のアフターケアまで全部入って30万円前後です。

また「ミラドライ」という、皮膚にまったく傷をつけず、脇の部分に機器の面を当てて、マイクロウェーブ（電磁波）のエネルギーで、ワキガや多汗症の原因となる汗腺類を破壊すると称する治療が行われていますが、今のところまったく治療実績が上がっていません。受けない方がいいでしょう。

多汗症の原因のエクリン腺は、アポクリン腺よりも浅いところの真皮の中に埋まっています。全部取るには、皮膚を削ってかなり薄くしなければならないので、治った跡が植皮のような状態になりますし、完全に取るのは不可能です。

1、2か月はほとんど汗が出なくなり、ゼロに近くなりますが、2、3か月するとまた少しは出てくるようになり、しかも脇の下の汗の出方は普通の人と同じぐらい少なくはなっても、エクリン腺は体中の皮膚にあるので、腋の下の汗が少なくなっても、全体としては効果が少ないのが現状です。

また**多汗症は精神的なものが大きく関係していると言われ、その方面からのアプローチも必要です。**

（なお、ワキガ・体臭・多汗症については、「ワキガ・体臭・多汗症に悩む方の心と体の治療室」として、「五味クリニック」（東京・大阪）の五味常明医師のホームページを参照することをおすすめします。昭和大学で形成外科を研修し、精神科医でもあり、30年以上にわたり、「ワキガ・体臭・多汗症」の心と体の治療をしてきた方です）

美肌、アザ・シミの治療

□根強い人気のケミカルピーリング

肌の治療では、さまざまな手法が次々と出てきますが、若い人から中高年まで、そのマイルドで自然な治療に、依然として人気のあるのがケミカルピーリングです。

皮膚表面に溜まった古い角質を酸の力で取り除いて、若い人の活動性のニキビ治療のほか、ニキビ跡や毛穴の凹凸、くすみにも効果的です。

フルーツ酸、サリチル酸・トリクロル酢酸などを、年齢や症状、肌のタイプによって、使いこなすことのできる、治療経験の深い医師にかかることが大切です。

□レーザーの治療で劇的に変わったアザ・シミの治療

アザの治療は、レーザーの登場で、劇的に変わりました。

レーザーの登場までほとんど治らなかった、顔の半分を覆うような、赤や青の大きなアザでも、きれいにとれるようになりました。

レーザー光には、「水分に反応して熱を出すレーザー」「赤い色の物質に反応して熱を出すレーザー」「黒い色の物質に反応して熱を出すレーザー」などがあります。

「赤アザ」は、その部分の血管が異常で、血液の流れが少し澱んで赤アザとして見えています。赤い色に反応して熱を出すレーザーを当ててヘモグロビンを焼き、同時に異常のある血管壁を焼いてアザをなくしてしまいます。

「黒アザ」「青アザ」はメラニン色素が、異常にたくさんある部分です。黒い色に当たった時に熱を出すレーザーを使って細胞中のメラニン色素を焼き、同時にメラニン色素を含んでいる細胞を焼いてアザをなくします。

「太田母斑」という青アザは、生まれてからしばらくしてから、頬の片方などに現れる大きなアザです。黒アザの一種で、表皮から深いところにあるので、これまでどんな治療でも完全には取れませんでしたが、黒い色に反応するレーザーでほぼ100％治るようになりました。

10年以上前のレーザー出現で最初に治療に来られたのは、どこへ行っても治らないと言われて何十年も我慢したお年寄りたちでした。レーザー治療できれいに治って「若いときにこの治療ができていれば私の人生は変わっていた」という人が多数おられたとか。それくらい見事に治ります。

もちろん、魔法のように何でも治るのではありません。「深い所」にあるアザは、何度も治療する必要がありますし、黒アザの中には、ガン化するものもあります。が、これまで皮膚切除や冷凍ガス療法などではきれいに治らなかったアザが見事に治ります。

しかも、赤アザ、青アザ、茶アザなど先天性のアザのほとんどが健康保険の適用対象。

アザ以外でも転んだ時にすりむいて土砂が入ったりしてそれが取れなくて「刺青」のようになった場合にも保険が適用されます。

シミ治療は、アザと同じような原理が有効です。

年齢を重ねると、紫外線によるによる肌の老化で、さまざまなシミの症状が現れます。典型的な例は「老人性色素斑」と呼ばれるシミで、紫外線、老化などで、メラニン色素が表皮の下に多くなり、茶色や黒褐色に見えています。

これらは、黒い色に当たった時に熱を出すレーザーをシミの部分に当てて、細胞中のメラニン色素を焼き、同時にシミの細胞を焼くことで治ります。ほかに**さまざまな原因で、さまざまなシミが年齢とともに現れますが、レーザーはほぼすべてのシミに有効です。**

ただひとつだけ「肝斑《かんぱん》」と呼ばれる、中年以降の女性の両頬に対称的に現れるシミはレーザーで悪化します。3年ほど前まで、もっとも治療困難なシミと言われていましたが、顔の洗い過ぎによって、頬の皮膚の損壊が原因のシミだとわかりました。毎朝・毎晩、ゴシゴシと力任せにこすることを　何十年も続けるのですから、復元力の強い皮膚も耐えられないのでしょう。

ゴシゴシ洗顔するのをやめて、石鹸の泡で優しく顔を洗うことを続けていれば、3か月もすれば治ってきます。

□いろいろな症状に対応する「光治療」（フラッシュ治療）

シミ以外にも、くすみ、赤ら顔、ニキビ跡など肌のトラブルはさまざまです。特定のレーザー光で治るかどうか判定できないような時には、「光治療」が有効です。

カメラには、「フラッシュ」や「ストロボ」が必ずついています。「フラッシュ」という言葉は、光るもの一般をさす言葉で、「ストロボ」は商品名です。

この「フラッシュ」にはいろいろな色を含んでいます。そこでフラッシュを皮膚に当てればいろいろな種類のレーザーを同時に当てることと同じような効果が期待できます。フラッシュのある光は皮膚のメラニンに作用し、くすみやしみを取り去り、また別の光はヘモグロビンに作用して赤ら顔の原因である微小な血管を攻撃し、また別の光は……というわけです。

またレーザーは一度に照射できる面積が小さいために、大きな面積を照射するのに時間がかかりますが、「フラッシュ」はそれに較べると照射できる面積が大きいので、1回で顔全体というような大きな面積を治療することができます。

いろいろなものに効く万能選手のようなフラッシュランプですが、1回での治療効果はスペシャリストであるレーザーにはかないません。

そこである程度の治療効果を得るためには何回も継続して治療を受ける必要がありますが、弱い光を繰り返し当てることによって、皮膚のきめが細かくなり、小じわが取れたり、皮膚が張ってくるなど、シミ取りのレーザーにはない効果もあります。1回あたりのエネルギーが少ないのでレーザーでシミを取るときのように、治療の過程で、皮膚がはがれ落ちるということがなく、治療直後から普段と同じ生活ができます。

顔全体にシミがたくさんあり、クスミが感じられる、シワやタルミも気にかかるようであればこの「フラッシュ」を利用するのがベストチョイスです。

このようなフラッシュランプ治療は、一般的には「フォトフェイシャル」「IPL（intense pulsed light)」と呼ばれています。

ただし、この治療の効果は個人差が大きく、非常に効果がある人も入れば、ほとんど効果がない人もいます。受ける人自身が自分との相性を見極めること、また、お金儲けのために漫然と治療をするのでなく、常に効果を確認して、患者さん本位の治療をしてくれる医師にかかることが大切です。

光治療の費用は、顔全体で3～4万程度、治療時間は15～30分くらいです。

シワ・タルミ治療

シワ・タルミは、大きさ、深さ、場所、いろいろな種類がありますが、いずれも肌の老化が原因です。

まず簡単にできるのは、22ページでも紹介した、シワやタルミ部分へヒアルロン酸を注入する「プチ整形」です。1年くらいしか持たないのが難点です。

また、自分の腹部などの脂肪を取ってシワやタルミの部分に注入すれば、かなり生着して、若返り効果は数年は持ちます。すべての注入した脂肪が生着するのでなく、顔のように血の流れのよいところでも70~80%で、受ける人の個人差もあり、医師の技術と経験が必要です。

額の横シワ、眉間のシワ、目尻のシワなど、表情によるシワは、ボトックス注射で表情筋を麻痺させて、シワを寄らなくしますがが、やはり1年くらいしか持ちません。

最近は、弱いレーザー光によってシワを取る方法もあります。

さらに、真皮層や皮下組織などの深い組織にまでエネルギーが達する「高周波治療」（ラジオ波　RF RadioFrequency）という治療も行われています。その原理は電子レンジと同じです。皮膚の奥の、真皮や皮下組織に熱を与えて、コラーゲンなどが変性収縮し、それによって数か月にわたって新しいコラーゲンが産まれることで、皮膚が引き締まり、開いた毛穴も収縮して、ふっくらした張りをよみがえらせることができます。これまで困難だった肌老化の根本的な治療です。

高周波だけでなく、さまざまの電気エネルギーを利用して、「タイタン」「サーマクール」などの商品名で、アメリカのメーカーが開発した機器が取り入れられています。「最新の高価な機械だったら大丈夫だろう」と、治療を受けるのでなく、それを購入し、使用する医師の信頼度を見極めて受けるのが、最新機器の治療を受けるときにも大切です。

ここ10年ほど注目されているのが、「スレッド（糸）・リフト法」です。

糸を入れる小さな傷口から、シワ・タルミを延ばしたい部分の皮下に麻酔注射をして、その後で、棘《とげ》状やコーン状の、ひっかかりがついた糸を入れて、引っ張り上げたり、そのまま置いておいて糸の周りにコラーゲンを生成させたりして、シワ・タルミをなくします。

溶ける糸を使う、糸の数を増やす、棘やコーンの形を変えるなど、いろいろな方法が考えだされ、多少の腫れはあるものの、翌日から仕事に出られるなど、治癒までの時間が非常に短いのも特長です。

□ 究極の若返り治療、フェイスリフト

しかし**もっとも効果のあるシワ・タルミ治療は、「フェイスリフト」です。**こめかみのあたりに指を置いて、上方に引っ張ると、タルミやシワがピンと伸びて、若い頃の顔に近づきませんか。これを実現しようというのが、フェイスリフトです。

まず、耳の後ろの、目立たない部分からメスで10センチほど切込みを入れます。ここから皮膚の下の、SMASという層の部分を、「こめかみ」「ほお」「あご」「首」まで、丁寧に剥いで行きます。途中で骨にくっついている「リガメント」と言われる部分がありますのでそれも切って、ベロンとした厚さ2ミリほどの一枚の皮のようにします。それをシワやタルミが取れるようにいろいろな方向に引っ張って、形を整え、最終的に切り口を入れた耳の部分にまで引っ張り上げて、余った皮膚を切り取って、首の後ろの部分に縫い付けます。

全身麻酔で、医師2〜3人がかりで5〜6時間かかる大きな手術です。できれば一泊することが必要で、腫れが落ち着くまで2〜3週間はかかりますが、10歳は若返ります。「こめかみ」「ほお」だけという部分リフトもできます。

技術と経験の必要な大きな手術ですが、20年も前から手術法は確立していますので、医師選びさえ間違わなければ安心して受けられる手術です。

もっとも理想的な最初の手術のタイミングは40代後半から50代前半と言われ、10年ごとに受ければ、常に5～10歳は若い肌を維持できます。80代で受ける人もいて、それはそれで劇的な変化です。

「上まぶた」「下まぶた」のシワ・タルミは、フェイスリフトでは取れませんので、別に施術が必要です。目の周りの皮膚は、ほかの部分に比べて薄いために、老化が早くやってくるので、フェイスリフトはしなくても「上まぶた」「下まぶた」の若返りだけでも効果的です。

上まぶたは切開法で二重をつくればまぶたが上がって、自然にまぶたが若返ります。必要があれば脂肪などを取り除きますが、下手な医師にかかると皮膚を切り取りすぎて目を閉じることができなくなるので要注意です。

上まぶたが垂れ下がってくると、眼球に上まぶたがかぶさって視野が狭くなります。それをカバーしようとして、眉を挙げるようになったり、あごを上げたりすると、慢性の肩こりなどが起こり、機能的な障害も出てきますので、健康保険の対象にもなります。

下まぶたは、皮膚がたるんでいるだけでなくて、必ずと言ってよいほど脂肪が溜まっていますから、皮膚の一部を切除するとともに、余分な脂肪もとります。切り取る皮膚の量が問題で、切り足らないとシワが取れませんし、取りすぎると「アカンベー」の状態になって目を閉じることができなくなります。簡単なようにみえてデリケートな手術です。

費用は、トータルフェイスリフトで100万円以上、まぶたのシワは30万円程度です。

第2部

失敗しない美容医療の受け方

——美容医療の実態と上手な活用方法

「信頼できるよい医師」を選ぶことが成功のすべて

第1部で紹介したように、美容医療の技術は極限まで発達し、美容外科医自身が手術を受けるほど、安全・確実な治療になりました。

ところが、ネットの掲示板では「失敗した」「思っていたのとイメージが違う」という声があふれています。私のホームページに寄せられる相談メールも9割が失敗した方からです。

どうすれば、発達した美容医療を安全に上手に活用できるのでしょうか。

ポイントは、たったひとつ、**「信頼できるよい医師」を選ぶこと。これが成功のすべてです。**

しかも、失敗してから考えるのではなく、**最初の手術のときによく調べて自分で納得して選ぶことが大切です。**技術のある美容外科にかかれば、失敗した手術の修正もかなりできるようになってはきましたが、元通りにすることが難しい場合も多く、最初の手術で希望通りの手術を受けるようにすることが、何よりです。

第2部では、第3章で美容医療業界の実情を紹介します。第4章では、よい医師の選び方、カウンセリングの受け方などを実践編として紹介していきます。

もし、明日にもカウンセリングを受けたい、という方は3章を飛ばして4章を読んでも十分に役に立つでしょう。

でも、なぜ4章で紹介するような受診の仕方が必要なのか、医師の選び方をすべきなのか、その要因を3章で知ってもらえれば、よりよく理解して「失敗しない」美容医療を受けることができるはずです。

第3章

日本の美容医療業界の真実

未熟な技術の医師による診療・手術がほとんど

□メスを一度も持った経験がないのに、1週間の研修で執刀

「信頼できるよい医師」の最低条件として、技術力のあることが当然求められます。ところが日本では、美容外科の技術がほとんどないのに手術をする医師が相当数います。

それは、日本の医療システムに、非常に大きな矛盾があるからです。

日本では、医師免許さえあれば、どんな科のどんな治療もできます。内科で医師免許を取った医師が心臓外科手術や美容外科手術をしても違法ではないのです。

まず、A医師のインタビューをご紹介しましょう。A医師は、しばしば死亡事故を起こ

しマスコミに報道される、大手美容外科Xに30歳から2年間勤務していていました。

オヤジの会社が傾きましてね。兄は普通のサラリーマンだし、ぼくが何とかしなくちゃと思ってたら、医者だけを対象にする専門雑誌でこんな求人広告を見つけました。

「美容外科医募集！　要医師免許、経験不問、年収2000万」

私は内科だし、行って断られたら嫌だから電話で、「メス握ったことないけどいいの？」って聞いたら、「こちらで研修受けていただきますから。医師免許さえあれば大丈夫です」と。

で、行ったら1週間ほど「埋没法」という、メスを使わず、まぶたに糸を通すだけで二重まぶたにできて、修正も簡単にできるやり方を教えてもらって、2週目から患者さんの治療を開始。1週間の研修だから、治療と言っても患者さんを実験材料にして練習しているようなものです。

医院に勤務しているのは、事情はそれぞれだけど金が欲しい医者ばかり。贅沢したい奴もいたし、借金でヤクザみたいなのに追っかけられていたのもいたし……。

研修を受けたとはいえ手術にまったく自信ないから、埋没法みたいな簡単で修正のできる手術ばかりやってたのが、私の良心でしょうか。隆鼻もすぐ取り出せるプロテーゼを入れる手術ばっかり。

先輩もいい加減な医者ばっかりだし、そのレベルの手術しか教えてくれませんでした。

最初はこわごわ手術していたけれどなんとかやれるし、患者さんからクレームがあっても、カウンセラーの女性たちが患者さんを取り囲んで、

「そんなもんじゃないですか」「キレイにできていますよ」

とか言ってうまく対処してくれました。

「うちは弁護士さんちゃんといるし、心配しないで手術してればいいですよ」

と言われて、なんとか続けていました。

いちばん嫌だったのは売上目標があることでした。はっきりと言われるわけじゃないけれど、朝のミーティングでそれとなく上の人が指示してくるわけです。

「うちの医院は年間50億も広告費使ってるんだから、1人の医者が、1日に10人以上の患者さんを手術しないと、成り立っていかないよ」

「カウンセリングは女の子にまかせなさいよ。医者じゃなくてもできるんだから」

「できるだけその日に受けさせるようにもっていかなくちゃ、考える時間を置くと、やっぱりこわい、やめようって思ったりするし、ほかの医院へ行く患者さんもいる。悪くても2、3日の内に手術する予約をとっておかないと」……。

さすがにひどいなと思ったのは、「二重で来たからって、その手術だけで返しちゃだめ。『あなた、鼻も治したらもっとチャーミングになるよ』とか言って、ほかのところも手術しなきゃ」って言われたときですね。

「手術のことだけを真面目に話すんじゃなくて、親しい友達みたいな関係にもっていくことが大事なんだよ」って言われたときには、本当に嫌でした。恋人商法でアクセサリー売ってるセールスマンみたいじゃないですか。

管理されてるようで医者としてのプライドもずいぶん傷つけられましたが、自分にも形成外科や美容外科のちゃんとした研修も受けていないのに高給取っているという後ろめたさがあるから我慢していましたね。

それでも2年間もやってるとけっこうおもしろくなるし、メスさばきも我ながらうまくなってくる。最初、失敗しそうになって汗かいて30分もかかっていたのが、10分くらいでサッとできるようになって、このままやっててもいいかなと思ったけれど、オヤジの会社も何とか持ち直したので、やっぱりやめようと内科の勤務医に戻りました。

でも、私と同じ時期に入った医者で、独立して美容外科医院を開業した奴もいるんですよ。

これが日本の美容外科医の典型的なタイプです。医療でお金を儲けようとする「大手美容外科」といわれる医院に行けば、こんな美容外科治療をする医師がゴロゴロいます。**美容外科や形成外科のきちんとした研修をまったく受けず、メスを握った経験もないのに、健康な人の顔にメスを入れるという診療を平然と行い、それによって、生計を立てている、金を稼いでいる美容外科医です。**しかもこんな美容外科医が、「美容外科医」と名乗る医師のほとんどを占めています。

いくら美容外科の技術が上がっても、医療事故が減少しないし、被害訴訟団が結成されるのも当然です。

でも、どうして、美容外科の研修をまったく受けていない医師が、美容外科の治療をできるのでしょう。それは先ほども言った通り、日本の医療システムに、大きな欠陥があるからです。

医師免許さえあれば、30以上の科をどれでも診療できる日本の医療制度

日本には今30以上の科があります。

内科・外科・精神科・神経科・呼吸器科・消化器科・循環器科・アレルギー科・リウマチ科・小児科・整形外科・脳神経外科・呼吸器外科・心臓血管外科・小児外科・皮膚泌尿器科・性病科・肛門科・産婦人科・眼科・耳鼻咽喉科・気管食道科・リハビリテーション科・放射線科……。

形成外科、美容外科もその中に入っています。

高校卒業後すぐに医学部・医科大学に入学・卒業して、「医師国家試験」にパスして、さらに2年の義務研修を終えれば、26歳で医師免許をとることができます。

この医師免許さえあれば、医師は法律上はすべての診療科における診療行為を行うことができる、とされています。その科について、知識・技術・経験がまったくなくても「私は心臓外科医です」「私は脳外科医です」「私は産婦人科です」「私は眼科医です」「私は精神科医です」などと名乗ることができ、実際に治療もできます。もちろん「形成外科」「美容外科」も。

勤務医であれば、その病院の経営者が認めれば30の科のどれでも診療できます。開業医であれば、30の科のどれでも好きな科の看板を出して診療ができます。

メスを一度も握った経験がなくても、あらゆる外科の手術をしても違法にはなりません。内科で学んだ医師が心臓外科の手術をしてもまったく問題はありません。

とはいえ、実際には心臓外科手術をする内科医はいません。なぜなら、心臓外科の手術には大掛かりな設備・施設、高度な医療チームが不可欠であり、専門知識と技術を持った心臓外科医が手術しないと患者さんが死亡する率が非常に高いからです。治らない、悪化する程度なら、病院の内部で処理できますが、死亡患者が続いたりすると、警察が入ってきて、殺人罪が適用されます。

他の科の場合、心臓外科ほど、高度で専門的な設備・スタッフ・技術が要求されることがなく、失敗がすぐ死に直結することが少ないので、専門分野でなくとも安易に診療をする医師がいます。内科・皮膚科・耳鼻科・精神科など、死に直結することのない科を選び、自分が手に負えない病気であると感じれば、紹介状を書いて、近くの病院に送ればいいのです。

良心的な医師なら、短い期間でも学びなおします。

ある医師は、外科を勉強して外科の医院を開業。趣味で始めた油絵が上達して、プロに近い腕前になりました。スケッチに日本中に行きたい。ところが外科は、急患に対応しなければならない、体力もいる、いつ呼び出しがくるかもしれない。しかし絵だけで食べていけるほどではありません。もっと楽な科で開業しようと皮膚科を選び、3か月、母校の皮膚科に通って、皮膚科を開業しました。治療はほとんど薬だけで診療を続けています。

□医師免許には更新試験も定年もない

何とも便利な日本の医師免許。

一度取得すれば生涯、更新やチェックを受ける必要はありません。運転免許でも5年に1回は更新があるのに、医師免許は一生有効です。90歳以上の現役医師は珍しくありません。

医療事故程度で取り消されることもありません。麻薬に関係した場合、診療以外の殺人を犯した場合など、犯罪に関与したことで年に数人が取り消されるだけです。

なぜこんな法律が通用しているのでしょうか。

それは、戦前・戦後直後、医師の数が少ない時代には便利な制度だったのです。**村に1人の医師しかいなくて、その医師が、風邪も怪我もお産も、なんでも診なければならない時代には、このシステムが必要で、なくてはならないシステムでした。**

しかし、今その必要はほとんどありません。重大な病気や大けがには、離島ですらドクター・ヘリが出動して大病院に移送して、最新治療を受けることができます。

治療内容は戦前とは比較できないほど高度化・専門化しました。ある分野の治療をするためには、一般義務研修2年間ののちに、専門科の研修を3〜5年は受けて、その科の専門医の資格を取り、ようやく専門医師としてスタートラインに立てると言えるでしょう。医療の発達や環境の変化にともない、医師免許についても見直す時期に来ているのです。

アメリカ、イギリス、ドイツでは、各診療科ごとに専門医資格の取得が必要です。一定の期間で更新が必要な国も多く、ドイツでは医師免許にも定年制が設けられ、一定の年齢で医師免許を返上しなければなりません。

「医師不足」と言われていますが、実態は、外科・産婦人科・小児科など、仕事がハードで過誤があった場合に訴訟の多い科の医師が不足しているだけです。特に産婦人科は、産婦と赤ちゃんの2つの命がかかっていますし、お産は病気でないと思われていますので、事故が起こると、当事者からの訴訟が起こりやすいのです。

また医師自身も、大都市の生活の便利なところで医療をしたいので、地方ほど医師が不足しています。診療科と地域の大きな偏りが「医師不足」を引き起こしているのです。**国が、各科の医師の適正数、専門医の適正配置をまったく指導していないのです。医師は、「野放し状態」「やりたい放題」「やったもん勝ち」と言えるでしょう。**

「でも6年間も医学部で勉強しているからいいんじゃないの？」って？

医学部の6年間は講義とペーパーテストです。「病院実習」の時間がありますが、「災害想定訓練」と同じで、形だけです。もし診療すれば、医師免許を持っていないから法律違反です。

「医師国家試験に合格しているからいいのではないの？」って？

医師国家試験も○×式のペーパーテストです。

「卒業してから2年間の義務研修を受けているからいいんじゃないの？」って？

研修期間は、指導医師からいろいろと実地を教えてもらう、お客様状態です。注射の仕方、医学部で習ってきた薬の商品名は何なのか……。しかも、2年間で8科目程度の研修をしなければなりませんから、平均して1科目について3か月です。研修を終えたからといってすぐ患者さんを診ることができないのは当然です。しかも研修時間は、労働基準法に基づいて診療しています。ひとつの診療科につき、3か月間午前9時から午後5時の時間しか研修を受けていないのです。

この半人前の医師が、医師免許を取得した途端に30以上のどの科でも診療できる日本の医療システムっておかしいと思いませんか?

そんな半人前の研修医師に、月に最低30万円が支払われます。

研修医を教育する指導医の非常勤講師の給料が、研修医より低いこともあります。

ベテラン看護師が「何もできない研修医が、どうして私より給料が高いの!?」と憤然として辞めているのは医療業界ではよく知られている話です。

この時代錯誤の医療制度に対して、厚労省はここ5年ほどの間に小さな改革を何度かしていますが、医師会の反対でほとんど進んでいません。

医師免許さえあればどんな治療もできるのは医師にとってあまりに大きな特典だからです。今後、20年、30年と、メスを一度も握ったことがない医師が、何百人、何千人と、美容外科医療をしていると考えて、美容外科医選びに慎重になるのが、正しい姿勢です。

日本の一般医師は「医師免許を持った準公務員」

でも医師免許さえあれば、どんな治療でもできる「野放し状態」「やりたい放題」「やったもん勝ち」のシステムだけであれば、日本の医療は機能しなくなってしまいます。日本の医師免許をチェックする何かが必要です。それが「国民皆保険制度」です。

日本の医療のほとんどが、保険医療です。患者が診療を受ければその、1～3割を患者自身が支払い、残り7～9割は、国が税金から支払ってくれるシステムです。

医師は、診療に対する請求書を国に出します。国はその請求書によって、各科を診療している医師は何人いるのか、どんな診療をしているのかなど、医師の動向をほぼ正確に把握することができます。

またある治療で、いくら支払われるかが決められていますから、厚労省がある科の医師の数を増やしたいと考えれば、その科の治療の国からの支払い額を増やせば、その科の診療をする医師の数を増やすことができます。**医師は国民皆保険で、国に支配され、リモートコントロールされています。**

一方医師は、診療費の大部分を国が支払ってくれますから、診療費のとりっぱぐれがありません。保険でできる診療内容は国で決められ、それ以外の診療をしても請求書は出せませんから、国で決めた医療以外の新しい医療について勉強する必要はありません。医院や病院の宣伝をする必要もありません。医師天国です。

ところが、日本の医師の発言のほとんどが、日本の医師が安い国民皆保険制度の中で、いかに忙しく熱心に治療をしているかという自画自賛の論調がほとんどです。そして結論はもっと保険診療報酬をあげてくれという話になります。

でも私は、その医師たちの発言にいつも違和感を感じています。そのなかで、ある民間の大病院の院長は、こう告白しています。

日本の医師ほどありがたい職業はない。

本来はお金をいただくお客様である患者さんに、いつも頭を下げてもらって、「ありがとうございます」と感謝されます。

通常のビジネスなら、売値をいくらにしようと苦労するのに、私達は医師会に会費さえ払っておけば、相応の生活ができるように国と交渉して売値を決めて、国が7割を支払ってくれます。集金の心配もありません。

日本の医師は、もっと国民や日本の国に感謝して、もっとよい医療を提供できるようにしなければ……。

国民皆保険制度のおかげで、医師免許を取り立ての新米医師で実力がなくても「先生、先生」とおだてられて診療費もしっかり入ってきます。

90歳の高齢の医師も、新しい知識を勉強せず、手が震えていても、馴染みの患者さんがやってきて、適当に世間話をして、毒にも薬にもならない治療をして、お金が入ってきます。「私の健康の秘訣は診察していること」と言う80代、90代の医師はいくらでもいます。

一方、40代、50代のベテラン医師は不満がつのります。長年経験を積み、最新医療の技術を習得し、効果的な治療をしても診療報酬は、新米医師と同じ。なんの見返りもなく、評価もされません。これでは真面目に診療する気になれない、と不満が鬱積している医師もたくさん見てきました。

これらは、日本の医療のレベルが上がらない一因になっていると言えるでしょう。

日本の美容外科医は「医師免許を持ったビジネスマン」

□厚生労働省は美容外科医の数さえ把握していない

国は国民皆保険によって医師や治療をコントロールしているというお話をしてきました。

ところが、国民皆保険制度という制限する力がなければ、医療はどうなるでしょうか。

それが現実化しているのが日本の美容外科です。

美容外科は、基本的には病気の治療ではありません。目を大きくしたい、鼻を高くしたいなど、本人から見れば「治療」ですが、目や鼻として機能していれば、それは病気ではありません。よくいわれることですが、**病気やケガの治療が「マイナスからゼロへ」治療するのに対して、美容外科の治療は「ゼロからプラスへ」の治療です。**

本人がどれだけ悩んでいても、客観的に見れば「必要のない治療」とされるので、保険診療ではなく自費診療です。患者は治療費用のすべてを自分で支払います。

厚生労働省は、その医療費を税金から支払う必要がありませんから、保険診療のような、医師から治療代の請求書が来ません。税金を使わないので、国民からのクレームは厚生労働省にはきません。

そこで、**厚生労働省は美容外科について、医師数も、どんな治療をしているかもまったく把握しなくていいと考えて、放置しています。**日本の美容外科は、厚生労働省の指導をまったく受けないで、「野放し状態」「やりたい放題」「やったもん勝ち」医療をそのままできます。

厚生労働省が、美容外科医療をしている医師の数すら把握していないことを示す数字があります。「主たる診療科別にみた医療施設に従事する医師数（平成24年）」によると、厚生省の公式発表では日本で美容外科をしている医師の数は、４４４名です。

しかし実態とはまったくかけ離れています。

後ほど詳しく述べますが、日本には2つの同名の（！）美容外科団体があります。そのうち「日本美容外科学会（ＪＳＡＰＳ）」には７２２名（平成24年度）、「日本美容外科学会（ＪＳＡＳ）」には１０１２名（平成25年度）が所属しており、合計１７３５名です。４４４名と１７３５名。厚労省が把握している数の4倍もの医師がいるのです。

しかも別にこの美容外科学会に所属しなくても医師免許さえあれば、30万人もいる医師が、明日から「美容外科」治療ができるのですから、正確な数は厚生労働省だけでなく、誰にもわかりません。実際に2つの美容外科団体に属さず、美容外科医療をしている医師を含めると、２０００名は超え、少なくとも２５００名はいると推定されます。

厚生労働省は美容外科に関する指導をまったく放棄しているのです。

無限の自由がある代償として、**美容外科医は、儲けるためにさまざまなことをしなけれ**

ばなりません。保険診療のように、じっと待っていたのでは患者さんは来ません。

「美容医療」という商品を売るための競争は激烈です。

そこで、いろいろな経営形態が生まれます。美容外科治療をしている病院・医院は、次の5つの形態があります。

1 個人クリニック

2 熟練医グループ医院

3 ついでにクリニック

4 大手美容外科医院

5 大学付属病院

それぞれについて、順に簡単に説明していきます。

長く続いていれば信頼できる「個人クリニック」

「個人クリニック」は、経営も治療も医師1人でしている診療所です。○○美容外科、○○美容外科形成外科医院、○○形成外科クリニックなど、○○に病院長の名前を入れて、美容外科医1人と、看護師が1人から3人で、眼、鼻、美肌、脂肪注入などに特化しています。奥さんと2人でという医院もあります。もっとも自然な形態です。

費用のかかる大々的な広告などもしないで、患者さんを集めています。院長がすべての治療の責任を持たねばなりませんから、失敗すればその美容外科医院の評判が悪くなって、患者がこなくなります。**個人クリニックで、長く続いている美容外科クリニックは、口コミなどでその技術の良さ、良心的な診療姿勢が広まっている、非常に信頼性が高い美容外科クリニックです。**

個人クリニックより広範な治療ができる「熟練医グループ医院」

「熟練医グループ医院」には2つの形態があります。

ひとつは、美容外科医の院長が経営し、大学病院の教授など、信頼できる医師をスタッフにしている医院です。治療は院長もするけれど、主にはスタッフの医師が施術します。多くの場合チェーン展開はせず、病院は1か所です。

もうひとつは、優れた医師4、5人がグループをつくって治療する医院です。東京・名古屋・大阪など、4、5か所くらいの拠点を持っている場合があります。

このタイプの美容外科医院も信頼性が高いと言えます。**個人クリニックとの違いは、複数の医師がそれぞれ得意分野を持っているので、広い治療分野をもっている点です。**

最近増えている、危険な「ついでにクリニック」

「ついでにクリニック」というのは、私が勝手に名付けた名前です。元々、「内科」「皮膚科」「産婦人科」などをしている個人クリニックで、**これまでの専門の診療科に「美容外科」を「ついでに」付け加えて、美容外科治療をしている個人医院です。**

「女性患者が多く美容医療の要望が多い。レーザーや注射なら、メスを使わないから自分でもできるだろう。もっと儲かりそうだ」と、美容外科の研修も受けていないのに、自分の専門科の「ついでに」美容外科の看板を出すクリニックです。

メスを使わないといっても、レーザーも注射もそれほど簡単なものではありません。

「レーザー」治療は、治療器のメーカーが操作法を教えてくれますが、治療の原理は皮膚や血管を熱で焼く治療ですから研修や経験が不可欠です。数千万円もするレーザーも数台必要で、片手間にできる治療ではありません。

「注射」は、内科などで使う血管や筋肉への注射とはまったく異なって、組織の中へ、ヒアルロン酸などの異物を注入します。一般医療で、血管や筋肉などに注入する注射薬は、血管や筋肉に間違いなく注入すればよく、数時間〜数日で排出されますが、美容外科の注射療法で使われるコラーゲン・ヒアルロン酸・レディエッセなどは、半年〜3年は残って、皮膚のシワやへこみを目立たなくします。注入量が少なくては効果がなく、多すぎては腫れ上がってしまいます。研修も経験も必要で、しかも品質の悪い物質を使用した場合は、内部でしこりをつくるので、これもきちんと研修を受けていない医師が治療するのは非常に危険です。

また、最近新しい治療法として、「成長因子」FGFを注入する方法があり（詳細は38ページ）、目のくぼみなどの治療に使われます。きれいに治療できる場合もありますが、人によっては顔中が腫れ上がって、さらに増殖していく非常に危険な物質です。

この「ついでにクリニック」の被害について、私のところにきた実際の相談メールを掲載します。

私の妻のことです。近くの医院がずっと「内科・小児科・皮膚科」を診療していました。最近「美容外科」も看板に追加して、美容外科治療も始めました。

妻は、鼻の両脇から口の両脇へかけての「ほうれい線」が気になり治療を受けました。ヒアルロン酸を注入したみたいです。

それから3か月後の事です。効果がなかったので、また同じ病院に行ってヒアルロン酸の注入をしようとしたら、以前注入したものより安価なものをすすめられ、量をたくさん入れたほうがよいと言われ、頬にも入れました。

医院から帰ってきて顔を見るとほおがフグみたいにふくれていました。本人も腫れが治まるものと思っていたみたいで、5日間我慢していたみたいですが、痛みも伴うものですからたまらず、夜中1人で病院に行ったみたいです。そしたらとりあえず、痛み止めと抗生物質を処方されただけで、その時は原因がわからなかったみたいです。

次の日病院に行ったら、取った膿を検査に出したら無菌だったからアレルギーを起こしたんだろうとドクターから言われたみたいです。それからが、悲劇の始まりです。

最初は膿を出さないといけないということで毎日、顔を強くつねられ、針で切開して膿を出し、あまりの痛みに耐えられず麻酔の注射をするけれど麻酔は効かず、その麻酔の注射が半端なく痛いし、つねられて膿をだすのが、出産より痛かったと言ってました（私の妻は出産では一度も涙をみせた事がなかったのが、病院では毎日大泣きだったみたいです）。

そんな膿出しが1か月続き、ステロイドがよいと言われ5日に一度を4回注射したところ、炎症は治まったのですが、逆に頬がこけて骸骨みたいになりました。

今現在の治療はビタミンのイオン導入を週に2回、注射の影響かほうれい線の両サイドに注射痕と言われた部分を光転写でくすみの治療をしています。

私がドクターに「凹んでいる部分はどうするんですか」と尋ねると、「ヒアルロン酸を入れると早い」と言う。

妻はヒアルロン酸でこんなになったのに、なんて無責任なことを言うんだろう。「それは無理です」と言うと、「自分の脂肪を少しずつ入れよう」と言う。

ネットで見るとすごく設備の整ったところじゃないとできないみたいで、間違いなく今の病院にはそのような設備もないのにどうするものかと心配です。

最近では「太れば治る」とか言ったみたいで呆れます。

シワひとつが気になり高額なお金を払い治療するのに、太れば治るとは……どこか、信頼できる病院・ドクターがいるところを教えていただければ助かります。よろしくお願いします。

今、妻は精神的にまいっていまして、一切、外出も家事もできません。心療内科に行くことにしています。私もひと月前から仕事の合間に帰って来てたのですが、私がそばにいないと本人も苦しいみたいで、仕事を辞めることにしました。

ヒアルロン酸には、溶解剤（ヒアルロン酸を分解する酵素）があって、失敗した場合には溶解剤を注射したら痛みもなく簡単に溶かすことができるはずです。そんなことも知らないでヒアルロン酸を打つ医師がいるのです。これが、昨日まで内科や婦人科医の看板をかけていたのに、もっと患者さんを呼び込もうとして、ある日突然、「美容外科」の看板をかかげる、「ついでにクリニック」の姿です。

相談者に溶解剤のことを説明して、「これは治療などというものでなく、傷害罪です」とメールして、私が信頼している大学病院の美容外科を紹介しましたが、それきりメールは途絶えてしまいました。**「ついでにクリニック」は、非常に危なく、かかってはいけないクリニックです。**

大手美容外科医院こそ、もっとも危険

「大手」という言葉は、美容外科業界以外の分野では、その業界の中で、大きな規模を持っている代表的企業のことを指します。「業界大手」「銀行大手」「大手商社」「大手家電メーカー」。これらは一般的に、規模が大きくて、ある程度国に指導され、株式会社制度をとり、経営の透明性が高く、信頼性も高い企業が多いでしょう。全国展開し、海外に進出している企業も多くあります。

ところが美容外科医院で「大手」は、**お金儲けだけをしたい医師が院長になったり、医師以外の人間が実質のオーナーになり、形成外科・美容外科の技術も経験もない医師を雇って、美容外科手術をしている、先ほど挙げた5つの形態の医院の中でもっとも危険で危ない美容外科医院です。**

「大手」という言葉で、その美容外科医院を信頼する人もいます。ネットでは、「大手だから安心できそう」「テレビで観た○○医師にやってもらいたい」「待合室がきれいだから受けようと思う」という投稿がたくさん見られます。

莫大な費用をかけた広告に惑わされ、「こんなに宣伝するくらいだからきっと一流の美容外科に違いない」と思い込む人もいます。

全国に20も分院があったりすると、東京に行かなくても自宅近くで美容外科の最新治療が受けられると勘違いする人もいます。

「手術を受けたい」と親に相談したら、「大手美容外科で受けるならお金出してあげる」と言われた人もいます。

ところが、その実態はひどいものです。

派手な広告に惑わされてやってきた患者に、考える時間を与えず何が何でも早く手術を受けるようすすめます。彼らのいちばんの目的はお金儲けですから、来た患者は少しでも早く手術して1日の売上を稼ごうとしているのです。

一方、治療内容は低レベル。本章の冒頭の医師の告白にもあったような、1週間の研修で埋没の二重まぶたとシリコン挿入の初歩の治療しかできない専門外の医師が手術します。たとえ院長などが有名で技術の高い医師でも、20も分院があればその人にやってもらえるはずがありません。

さらに二重まぶたの手術を希望する患者に「あなた鼻も低いね、この際一緒に手術したら」などと、患者のコンプレックスを刺激して患者が希望していなかった手術もすすめて、さらにお金を出させて売り上げを伸ばしています。

「大手美容外科医院」は、経営しているオーナーも、働いている医師も、患者のコンプレックスを食いものにしている、非常に危ない、いちばん治療を受けてはいけない美容外科なのです。

□一医院で年間数億円の広告費

「一に広告、二に立地。三に美人受付、四にイケメン医師。五、六がなくて七に腕」

美容外科の仲間内でウワサされている、大手美容外科医院が繁盛する要因です。

「患者をたくさんとって儲けるためには、広告をバンバン打って、一等地で開業し、受付に整形美人を置いて、医師に若いイケメンをそろえれば、美容外科医自身の腕はどうでもいい」という意味でしょう。実際、大手美容外科医院の受付の女性が同じような整形美人で、ホームページの医師の顔がみんな、画像修正されたのっぺりした顔……というのはよくあることです。

大手美容外科医院の特徴は、広告費の使い方と、カウンセリングと、診療時間にもっともよく表れています。

広告費は、先ほど挙げたどの美容外科医院でもある程度は必要です。しかし大手美容外科はその額が桁違いに多いのです。テレビCM、インターネット広告、そのほかありとあらゆる雑誌などに、ひとつの医院で年間数億の広告費をかけています。

テレビ広告が月に5000万円、広告製作費を含めると、年間6億を超えるはずです。

□ネットの情報も広告費で操作

次に大手美容外科医院が膨大な広告費をつぎ込むのは、インターネットです。

特に、ヤフーやグーグルなどの「検索エンジン」で、「広告」として最初に出るためには莫大なお金がかかります。

ヤフーやグーグルの「検索」ではその検索語にもっともふさわしい、充実度のあるホームページから順に、検索結果ページにリストアップされます。検索の上の方に出るように、一般のホームページ作成者は、自分のホームページを充実させます。

しかしお金を出せば、充実したホームページかどうかは関係なく、「広告」とカッコつきですが、出すことができます。

たとえば、「脱毛」で検索したときに、トップに掲載されるのは、「広告」とカッコつきの大手美容外科医院の名前です。この広告は月間約5000万円かかるそうです。年間で

6億円です。広告費は検索語ごとに異なり、「男性型脱毛症」は月約1000万円だそうです。10個の検索語でトップに掲載させようとすれば、年間十数億かかります。テレビ広告と同じくらいかかるのです。これらは、「リスティング広告」と呼ばれています。

知らない人は、リストの最初に出てくるのだからよい美容外科医院だと思ってしまいますし、最初に出てくるホームページですから、ついクリックしてしまいます。

苦労して内容を充実させてつくったホームページは、4番目、5番目で目立たなくなり、1ページ目には出なくて、2ページ目になってしまったりします。

ヤフー、グーグルの「検索」に、「広告」という文字付きで出ている美容外科医院は、テレビで広告を行っている美容外科医院と同じように、お金まみれの、大手美容外科医院です。

テレビ広告、さらにヤフー・グーグルなどの「リスティング広告」で生き延びている大手美容外科医院は、それ以外のあらゆるところでも、広告し、宣伝します。雑誌、コミュニティペーパーなどは広告費さえ出せばいくらでもできますし、広告に関係のないように見える「2ちゃんねる」などでも、一般投稿者に成りすましたその美容外科を宣伝している広告代理店の担当者が、工作員として常にチェックしています。

大手美容外科医院に都合の悪い意見が投稿されると、「ほらほら、また出てきたよ。なんか○○美容外科医院に恨みをもっている関係者なのかな」などと、真剣な投稿者を、利害関係者のように仕立て上げて巧みにかわしていきます。これを見抜くのは至難の業です。

これらの広告費を合わせると、ひとつの大手美容外科医院で、月額で数億円、年額で数十億円です。大手美容外科はだいたい10医院ほどありますから、それらの医院だけで、年間数百億円の、広告費が使われています。美容外科市場は全体で2000億円市場と言われますが、その10分の1ほどが、**大手美容外科医院の広告費です。大手手美容外科では、広告費が売り上げの30%から50%を占め、50%を超えると経営が赤信号になると言われています。**

なぜそんなに広告をしなければならないのか。

それは、日本人が美容外科手術を受けたことを隠すからです。

アメリカでは、大統領夫人がどの美容外科医に手術してもらってきれいになったかをパーティで話します。韓国では、美容外科手術をしてきれいになったことを自慢します。

ところが日本では、患者が美容外科手術を受けたことを隠します。**そのために口コミ**（ネットではない信頼できる相手からの口コミ）**では、よい医院も悪い医院もわかりません。**

「朝日・毎日・読売・産経」の4大紙は、日本医学会にも所属していない、二つの美容外科学会がある美容外科について報道することは、偏向報道になるなどの理由で、まったく報道しません。

いい加減な治療をしている美容外科医院で、手術で亡くなった、麻酔で亡くなった、集団訴訟団が結成されたなどと報道され、「2ちゃんねる」などを通じて、悪い話が広がっていきます。

患者を集めるためには、美容外科の実情を知らない若い女性に「こんなにテレビ広告をバンバン打っているから信頼できるに違いない」と思わせなければ、誰も来なくなって、経営が成り立っていきません。

□客寄せパンダの院長と、一週間の研修の未熟医

広告費と反対に、医療費はできる限り抑えなければなりません。

形成外科・美容外科の、技術と経験のある医師は少なく、雇うには高い給料が必要です。そこで**総院長などの名前で東京の本院だけ、「広告塔」や「客寄せパンダ」として美容外科の技術と経験のある医師を置いて、ひどい場合は名前だけのお飾り院長にします。**

一方、全国20から40に至る地方の分院には、現地の医師（専門や技術は不問でお金儲けに興味のある医師）を募集して院長にし、医師免許を得たばかりの研修医や、義務研修を終わったばかりの医師に治療させて、医師1人あたり1日に10人以上もの患者の手術を義務付けます。

薬なども安いものを使います。ひとことで「ヒアルロン酸」といっても、いまやアメリ

カの一流メーカー製品から中国製の内容不明の製品まで、ピンからキリまで20種類以上あります。

注射器の使い回しも常態化しているという話もよく聞きます。厚生労働省が指導を放棄しているのですから何でもできます。「野放し医療」「やりたい放題」「やったもん勝ち」です。

でも大々的にテレビなどで宣伝すれば、芸能人が来ることもあります。芸能事務所から依頼があることもあります。失敗すれば大変です。

東京の本院に、広告塔や客寄せパンダとして美容外科の技術と経験のある医師を置き、名前だけ借りている医院はその医師の出番です。東京本院にも腕のいい医師を置いていないときには、あらかじめルートをつけてある、大学病院などの腕のある医師に依頼します。

芸能人をきれいにしたり、テレビ番組で出演者をきれいにしている術前・術後をテレビで見て、「〇〇美容外科クリニックってすごい」と思って「私も」とその美容外科医院に、一般の患者が行けば、「1週間の研修」だけで手術をする医師や、大学病院から派遣されている、研修医のアルバイト医師に手術されてしまいます。

アルバイトですから、出勤するのは月に1回とか3回とかです。失敗しても、そのたびに別のアルバイト医師が治療します。よい治療や修正ができないのは当然です。

もちろん、患者自身にも責任があります。自分の顔にメスを入れる医師の名前も、経歴も知らないで手術してもらおうとするのですから。でも、調べようにも広告の嵐でなかなか本当に知りたい情報にたどり着けなかったり、という現状を考慮すると、患者の自己責任だとはとても言えません。

□治療・手術は、1日に3～4件が限度

医療は、美容外科に限らず、どんなに技術が発達し、薬が進歩し、ロボット手術ができるようになっても、大量生産品ではありません。当然のことですが、個々人の症状・体

質・状況に合わせた究極のカスタマイズが必要です。

治療は、医師と患者との、「一対一」の対決です。

受ける人は、自分の状況・状態をしっかり話し、どのように治して欲しいのかという希望をしっかり医師に伝えます。医師はそれに対して、医師としての技術と経験から導き出された、治療法を開示し、自分が対応できる医療を提案します。それが一致して初めて治療がスタートします。

医師が患者の要望を聞いて、そのような要望に応えられないと感じた時には、医師が断ります。タレントの顔写真を持ってきて、こんな細いあごにしてほしいと言ったときに、「そんなことをすれば、歯が生えている歯槽骨が細くなって歯がグラグラになってしまう」と思えば、正常な医師なら無理と判断して断ります。

ところが、**大手美容外科医院の医師には、億単位の広告料に見合うだけの、その日の売り上げ金額が決められています。**細いあごにするための手術は、あごの骨を削る必要のある、全身麻酔の必要な大きな手術で、大きな売り上げです。

しかも患者は、「歯が必ずしもグラグラになるわけでもないんでしょう」「うまくやってよ」と迫ってきます。手術を断ることは、億単位の広告を見てやってきた貴重な収入源を捨てることです。大手美容外科医院の医師は、この手術を実行せざるを得ません。

個人経営で、奥さんと2人で「鼻の美容外科」を得意にしている、東京都中野区の美容外科医、H氏は、鼻の手術について次のように話しています。

鼻の手術は、女性の場合は美人になりたいという軽い気持ちですが、男性の場合は、鼻を高くすることによって人生が変わると思っている人が多い。ゆっくり話し合って、「この人はあまりにも鼻に対する執着心が強すぎる」と思われる人はお断りします。男性の場合は10人来られたら7人くらいを、女性の場合は10人中3人の方を断ります。

大手美容外科医院は、膨大な宣伝費をかけてそれに見合う売り上げを出すのが第一の目的です。私のように手術を断ることは決してせず、患者さんが言えばなんでもやってしまいます。

□1日に30件の治療・手術――大手美容外科の現場

ある有名な大手美容外科医院の院長が、『週刊ダイヤモンド』（2013・8・30号）で答えています。

「もっとも多忙な美容外科医　Aは1日にオペ30件」という見出しタイトルがついた、掲載原稿を引用します（当該記事では実名となっていますが、本書では匿名で掲載します）。

診察予約は1か月待ちで、「今、最も多忙な美容外科医」と称されるAクリニックA院長の1日を追った。

10：00　スケジュールは10分刻み、怒涛の1日がスタート

朝6時に起床すると、まずはブログの原稿を執筆。朝食後、愛車のプリウスを走らせ9時にクリニックに到着。A氏指名の予約は10分刻みで組み込まれており、診療開始とともに、カウンセリングとオペを次々とこなす。

12：45　玄米と野菜たっぷり　愛妻弁当でつかの間の休息

同じA院の医者であるA夫人お手製の弁当を頬張る。治療を自ら試すため実年齢（38歳）よりも若く見えるA医師。「永遠の27歳を目指している」とにっこり。父であるB院長の若返り手術も執刀した。

13：00　二重から豊胸、骨削りまで多様なオペを30件こなす

昼食後、再びカウンセリングとオペへ。多いのは二重まぶた手術だが、大学病院で麻酔救急科と、形成外科に勤務した経験と、脂肪吸引や豊胸、骨削りなどの実績を積んだことから、どんなオペもこなす。

19：30　診療後は医者の採用・面接　ブログ更新も欠かさず

診療後は休む間もなく、夫人と共に医者の採用面接。美容外科医の求人はフェイスブックで募るのがもっとも有効という。帰宅後に日課のブログ更新とホームページのコンテンツ作成。週1日の休みは子どもと遊んで過ごす。

「週刊ダイヤモンド」（2013・8・30）より

先ほどの「鼻の美容外科」だけを専門にしているH美容外科医は、治療の人数について次のように語っています。

1日の平均の患者さんは2〜3人で、手術は1日1人を原則に、週に3人の患者さんを手術するくらいがいいと思っています。手術が細かいので1日1人でもかなり疲れます。いちばんエネルギーの必要なのは1人1人の患者さんに合わせてシリコンを削ってつくることで、シリコンを挿入するのは間違いなく入れれば30分で終わります。
私の感覚からすると全国にチェーン店を持つ美容外科医院のように、1日に1人の医師が5人も10人も鼻の手術すると言うのは信じられないことで、それだけ短時間に多くの手術をしようとすればどこかで手を抜かないとできるわけがありません。いろいろなトラブルが発生しても当然だと思います。

拙著『信頼の名医　形成外科美容外科』より

『週刊ダイヤモンド』に掲載されていた大手美容外科Aクリニック A院長の手術件数は、1日30件です。大手では、助手の医師や看護師が手伝うのでしょうが、あまりに多すぎます。

しかも30件の中には、全身麻酔の必要な、脂肪吸引や骨削りなどの大きな手術も入っていますから、さらに驚きです。

□「日本一のクリニックをつくる」という夢

もうひとつの、「大手美容外科院」の経営の典型的な例を出します。B美容外科クリニック総括院長が自身の著書でこのように書いています。

2000年にS市で美容外科クリニックを立ち上げました。2014年現在で、全国に40数拠点にまで拡大、海外進出を果たし、年間患者数は60万人、治療実績73万件の美容外科クリニックに成長させています。

スタートしたとき私は30歳。研修医を終えたばかりの私は、医者としてまだまだ新米でした。そんな状況にもかかわらず無謀にもクリニックを開設してしまったのです……。

その頃はただひたすら『日本一のクリニックをつくる』という夢を漠然と描き続けて…

私の経歴を見て、『美容外科医としての修業が足りないのでは？』と感じる人も多いと思います。

しかし、そうした経歴も、早く医者として自立し、両親を安心させてあげられるような収入を得たいという一心からのものでした。そのためには無給に近い大学病院の医師をする余裕はないと考えました。

医療を食い物にして、大金を儲けるというのはこういうことなのだと、それなりに感激です。
この孝行息子の医院は、私のホームページの相談室に、「失敗しました、どうしたらいいですか」という相談数が多いクリニックの一方の雄。もうひとつ古くからあるC美容外科クリニックと並んで、失敗美容外科の2大横綱です。

□料金の安さにひかれて受けてみると、驚くばかりの高額に

このC大手美容外科クリニックは、ホームページなどに掲載されている料金が極端に安いことでよく知られています。

春先には、どこの美容外科医院にも、
「お宅の医院では『埋没法』の二重まぶた手術やってますか」
「はい」
「費用はいくらですか」

「○○円です」

「あ、そうですか。ありがとうございました」

という電話がかかってくるそうです。


埋没法の二重まぶたは、「プチ整形」だからどこの美容外科医院で受けても同じ、だったらいちばん安いところで受けようと、電話をかけまくる人がいるそうです。

金額を抑えたい患者さんは、C美容外科医院にひっかかります。しかも何度でも無料で修正しますと言われて、安い上に安心だ、信頼できると思うわけです。


しかし埋没法による二重まぶたは、簡単なようで美容外科医の腕がもっともよく表れる手術です。皮膚とまぶたを糸で結びつけるだけですが、クイックと呼ばれる1点どめ、2点、3点から6点どめまで、医師によっていろいろです。結びつける強さの加減が難しく、上手にできれば数十年持つこともありますが、下手な医師にかかればすぐ緩んで一重になったり、まぶたの瞼板を傷付けたり、結んだ糸が眼球に擦れて痛みや違和感があったります。

さらに、「安いから」と実際に受けてみると「あなたの目は脂肪が厚くて普通の方法ではできません」と結局ほかの医院と同じ費用を請求されることも多いようです。それだけでなく、技術が未熟なために、二重が元に戻り、「やり直しは無料」とはいうものの毎回違った「大学からの先生」という、研修生に触られ、何度してもきちんとできない……。「こんな医院はダメだ」と他の医院へ行ったときには、まぶたの糸が絡まって取れないなど取り返しのつかない状態になっている場合もあります。ついに訴訟に踏み切っても、涙金で終わります。

だからと言って高ければ高いほど上手だということもありません。

治療費は患者の一人一人の症状や希望で変わるものですし、安いからいい治療が受けられないとか、高いから技術が高いと言うこともありません。きちんと研修を受けた医師は、それだけの自信とプライドがありますから、むやみに安くしませんし、自分の技術を多くの人に役立てて欲しいと思っていますからむやみに高くしません。

「同じ手術だったら安い所で受けよう」とか、**「自分の予算内でできる所を探そう」とするのはもっとも危険な美容外科の受け方です。**この医院なら信頼できるというところを選んで、その医院の治療費が、自分の予算より高い場合には、もう少し貯金をしてからとか、無理のないローンにしようかと考えるのが正しい受け方です。

美容外科手術はクルマを買うのとは違います。安い車は買って気に入らなければ売ることができます。でも自分の顔は、当然のことですが、売ることは絶対できません。**美容外科手術は、一回きりの大きな転換点と考えて受けてください。**

□クレームは無視、言い訳、最後は弁護士が出てきて涙金で示談

手術に満足できない患者からクレームがつくとまず無視します。患者が何度も言うとノラリクラリと言い訳をしてあきらめるのを待ちます。それでもあきらめないで「訴訟する」と言うと、そんな時のために契約している弁護士が出てきて、せいぜい5万～10万円

の示談金で収めようとします。

患者が訴訟をしようとすると、多額のお金と時間がかかり、そのストレスは並大抵ではなく、訴訟に勝てるかどうかもわかりません。日本では、自分が受けた手術が失敗であったことを、患者自身が医師を証人として立てて、証明しなければなりません。一般の医療過誤でも、患者がそういう手続きを取って訴訟し勝つことは、非常に難しいのです。**特に美容外科の場合は、美容外科に詳しい弁護士の少ないこともあって訴訟することが難しく、勝つことはさらに難しくなります。多くの患者が泣き寝入りします。**

たとえ裁判に勝ったとしても、傷つけられた顔や体は、元に戻らないことも多いのです。

アメリカは「訴訟天国」と言われているように、弁護士の数が人口比で日本の32倍もいるので、日本の美容外科のように質の悪い美容外科医は訴訟で振り落とされます。

あまりに医療訴訟が多いので、アメリカは美容大国ではあるけれど、新しい美容治療の開発は、医療訴訟を恐れて行われず、今アメリカの美容外科の大きな部分を占めている「脂肪吸引」もフランスの美容外科医が開発してアメリカに持ち込まれた技術です。一般的に行われていない技術を採用すると、医療訴訟ではマイナスの要素になるのだそうです。

大学付属病院の美容外科は「研究」「教育」の場でもある

美容外科医療を診療している大学付属病院も増えてきました。

しかし、一般医療でも言えることですが、「**大学付属病院だったら、最高の治療が受けられる**」**と考えるのは間違っています。**

大学の医学部、医科大学には、「研究」「教育」「診療」の3つの任務がありますが、その3つの中では「研究」「教育」がいちばん大切です。患者さんは「診療」を受けに行くのですが、その「診療」は、医学部としては、これまでの治療では治らない病気を「研究」し、まだ一人前の医師とは言えない研修生を「教育」するためにしています。

だから「大学医学部付属病院」という名前がついています。

大学付属病院で診療を受ける時には、

- **現代の医療でまだ治療法の確立していない病気を研究するために治療していることがあること**
- **経験の少ない若い医師が、経験のある医師の指導を受けて研修しながら診療していることもあること**

を知って受けることが大切です。

「研究」が主体の治療の時には、医師から、「この病気については治療が確定していません。放置すれば死に至る可能性が非常に高くなります。治癒率などが確定していませんがこの治療法をします」など、説明があるのが普通です。また「研修」が主体の時には、ベテラン医の指導の下に学生が治療をすることを患者に頼むところもあります。

ある歯学部の教授は次のように語っています。

初診の患者さんが来院された時、20分ぐらいお時間をいただいて、「簡単な治療ですから学生にやらせていただけませんか」とお願いします。「どんな仕事でも初めてが必要ですし、最初は誰もが学生です」と理解していただき、治療経費はすべて大学が負担します。

すべての場面でベテラン歯科医師が付き添っています。指導教員が「私がやるから見ていなさい」というほうが楽で、リスクもなく、患者さんも安心ですが、学生自身に治療させないと、いつまで経っても学生に実力はつきません。

将来、完璧なマネキンができて、シミュレーターが可能となるかも知れません。今、それを開発してるところもありますが、まだまだです。たとえ実際の患者と同じように、咳き込んだり、急に顔を動かしたりなど、いろいろなことが全部真似できる完璧なマネキンをつくったとしたら、1体2千万円くらいになるでしょう。それを何百台と学生の数だけ準備するとなると、これはまた難しい問題です。

一般医科の場合は学生とベテラン医師が一緒に治療できます。患者さんが麻酔で眠っている時には、学生に「そこ縫ってみなさい」と指示をすることも可能でしょう。ところが、歯科治療の場合には、学生が患者の前に立てば、指導医には患者の口の中はまったく見えません、覗くことすら難しい状態です。そのための基礎訓練はやっていますが、学生が一人でやるしかありません。ベテラン医師と一緒に手を取り合ってやるなんてできません。「完全にお前に任せる」「がんばれよ」と励ますことしかできません。

ベテラン医師が自分でやる方が簡単です。「こうやって……。そこが違う」と指導するのは、難しく、神経も体力も必要です。また、患者さんをようやく説得してご協力願っているのに、その場で「違う違う、そこではない」とか、言ったら、患者さんが怖くなって「もう止めてください」となりかねません。「ちょっとおいで」と別の場所に研修生を呼んで「まずこうしないといけないだろう」「はいわかりました」と指導します。私達もそうやって実地研修を受けてきました。

ある大学病院の美容外科では、「脂肪幹細胞」といって、脂肪などの細胞の元になる細胞を移植するなどの方法で、脂肪注入による豊胸を研究しています。そういう大学で受診する患者には、「新しい治療の研究・開発のために脂肪注入による豊胸手術をしています。

ご希望通りの豊胸が確実にできるかどうかはわかりませんが受けていただけませんか？ うまくいかない場合でも大きな障害はなく、万全の安全対策をとって治療します」といって、承諾を得て、研究のための治療をします。

今はどの診療所でもしている、細胞の中の核の遺伝子に働きかけて、皮膚の細胞分裂を早めたり、コラーゲンをつくらせたりする、トレチノイン、レチンAとも呼ばれる、レチノイン酸による治療は、10年前には治療が確立していなかったのですが、この大学病院で患者の協力による研究治療が行われて、現在では一般の美容外科医院にも普及しています。

大学付属病院では、患者は新しい治療法を開発するために、治療を受けることもありますし、また、優れた医師を育てるために研修医による治療を受けることもあります。

どんなに腕がいい医師でも、最初は誰かの指導を受けながら恐る恐るメスを使い、それを何度か繰り返しているうちにだんだん上手になって、短時間に鮮やかな手術ができるようになって、一人前の医師になります。

出っ歯や受け口の治療は、上あごや下あごの骨を削らなければならないハードな治療ですが、その名医は次のように言っています。

私がこの手術をやり始めて間もない14、5年前には、恥ずかしいことですが、10時間くらいかかっていいます。しかし同じような手術を今では2時間少しでできます。口の中の奥の骨ですから、最初は恐る恐る切っていきます。どうしても時間がかかります。しかしある程度慣れてきて、ここを触ると危ない、これ以上行くと危ないということが分かるようになれば、自信をもって手際よく短時間でできます。最近では上のあごと下のあごと両方を切って、1時間で終わったケースもあります。

大学附属病院へ行けばどんな美容外科治療でも、いちばんいい治療が受けられると思うのは正しくありません。

教授があごの骨削りの名医だとしても、必ずしもその教授が直接手術するのでなく、その教授が指導して若い医師に手術させることもあります。しかし若い医師に手術させるといっても、指導がしっかりしています。**医療で金儲けすることだけを目的としている「大手美容外科医院」や「ついでにクリニック」で、治療を受けるのに比べれば、比べ物にならないほど、安全でよい手術が受けることができます。**

また、10年前のレチノイン酸治療や、今している脂肪幹細胞による豊胸などは、患者が納得さえすれば他の医療機関で受けられない最新治療を受けることができます。

さらに、大学付属病院では、その分野の治療をしていない場合には、信頼できる、美容外科クリニックを紹介してくれる場合もあります。

またその大学付属病院では、施設などがなくて患者の希望する手術ができなくても、その大学付属病院の教授が、大学の外の美容外科クリニックで手術していて、その医院に行くように指示する場合もあります。

一方で最近では、神戸大学医学部美容外科のように、一般の美容外科クリニックと同じように、研究・教育だけでなく、あらゆる美容外科治療を積極的にしているところもあります。北里大学のように、医学部とは別に「美容医療研究センター」をつくったり、昭和大学のように、出身者のクリニックで大学の教授クラスが治療しているところもあり、こういう大学病院では、安心して診療を受けることができます。

最近では全国に30以上もの大学に美容外科の診療科があます。それぞれの大学で治療システム、治療内容が異なりますので、ひとつひとつの大学を、ネット・メール・電話・ファクスで、調べたり問い合わせしたりすることが大切です。

大学付属病院だけでなく、総合病院で美容外科診療をするところも増えてきています。

しかし形成外科がどの総合病院でも必須の科になってきているので、それに美容外科も併設しているという場合が多く、すべての美容外科治療をしているのでなく、アンチエイジングを中心にしているところが多いようです。大学付属病院と同じように、ネット・メール・電話・ファクスなどで十分調べてからカウンセリングを受けるようにしたほうがよいでしょう。

巻末に、『美容医療の受けられる大学付属病院』のリストをつけました。十分ご活用ください。

美容外科医に形成外科の知識・技術は不可欠

ここまで、国民皆保険制度のなかで、安穏と医療をしている医師と、「野放し医療」「やりたい放題」「やったもん勝ち」の、強欲、金儲け美容外科医についてレポートしました。

でもそんな安穏医療の医師、また「野放し医療」「やりたい放題」「やったもん勝ち」の美容外科医ばかりではありません。こんな日本の医療システムの中でがんばっている「本物の」信頼できる医師もたくさんいます。

形成外科や美容外科だけでなく、医療のある分野を専門に診療しようとすれば、それぞれの科の専門能力を身につけることが必要です。

多くの医師は、医師免許を習得して、2年間の研修を終わったあと、自分の出身大学、あるいは他の大学医学部の、「医局」に入って3〜5年間の本格的な研修を受け、専門医になるための腕を磨きます。

医局というのは、大学医学部が「研究」「教育」「診療」という3つの使命を行う核となる、教授をトップにしたシステムです。

教授の指導の下に、「研究」が行われ、医学部での講義などの「教育」が行われ、その大学病院や系列病院での「診療」が行われます。医学部は、これらの医局の集合体です。

医局での、「研究」「教育」「診療」が終わったあと、局員は、大学に残って教授を目指す医師、勤務医として臨床医としての腕を磨く医師、開業医として診療の第一線に立つ医師などに分かれ、医療の世界を担う医師として育っていきます。

□形成外科は、身体の表面の外科

形成外科は、「身体の表面の外科」と言われるように、交通事故で顔・手などが傷つけられてしまった患者を、外科医といっしょに手術して、命を救うだけでなくキレイに修復したり、がんの患者を、ガン専門医と一緒にガン切除部の皮膚に体の他の部分の皮膚を移植してキレイに修復したり、乳房切除の患者の乳房再建などを、乳腺外科の医師といっしょにキレイな乳房にするなど、非常に高度な技術を必要とする科です。

形成外科治療の特徴をよく表しているのは、切り傷の縫い合わせを「中縫い」で行うことです。

たとえば、子どもが顔を打って、2センチほどの長さの傷ができて、かなり出血したとします。一般外科に連れて行くと、止血した後、皮膚表面を糸で1センチ間隔で縫っていきます。しっかり傷の両端がくっつくように、2週間近く経ってから抜糸します。このような手術では多くの場合ムカデの足のような傷がつきます。傷が収まってからでは、それを治すのに、レーザー照射など、大変な手間がかかり、完全に治りきるとは限りません。

ところが形成外科では、「中縫い」という縫合法を使って、最初の手術でほとんど傷跡が残らないようにきれいに治します。

皮膚は、表面から、表皮・真皮があり、その下に脂肪を含んだ皮下組織、さらに筋肉、そして骨になっています。傷が骨にまで達していると整形外科の領域になりますが、傷が骨に達していない時は形成外科の分野です。

一般外科では、表皮を糸で縫い合わせるだけですが、形成外科では、表皮を糸で縫う前に、下の層から、筋肉・皮下組織・真皮をそれぞれ、切れた両方の組織を合わせるようにして縫います。筋肉・皮下組織まで切れていることはあまりありませんが、真皮はほとんどの傷で縫い合わせます。これを「中縫い」といいます。

糸はそのまま残しておいて、最後に表皮にかかります。下層の真皮などをしっかり合わせて縫っていますから、表皮は糸で縫わなくてもきっちりくっついています。それで大丈夫だと思われた時にはテープを貼っておくだけで十分です。糸で縫った方が良いと思われるときには、5ミリ間隔の細い糸で縫って、糸の跡が付かないように3日から5日ほどで抜糸します。これによって、治癒すると傷がほとんどわからなくなります。

中縫いをしないで、表皮だけを1センチ間隔で縫った場合には、傷が開くのを恐れて、2週間後に抜糸することになりますが、これでは電車の線路のような傷が残ってしまいます。

一般外科では「中縫い」はほとんどしません。というより、一般外科では、傷跡を真皮を縫ってまできれいにする必要がないので、「中縫い」の技術を医師が習得していないのです。形成外科医だけの特技と言えます。

日本でも、最近は、ほとんどの大きな病院に形成外科があります。子ども、特に女の子で顔に傷を受けた時には、当面の治療として一般外科にかかっても、1週間以内に、形成外科に連れて行って、傷跡の残らない再手術をすることをおすすめします。アメリカでは、お母さんの常識です。

□形成外科技術をさらに応用するのが美容外科

形成外科で3〜5年の研修を受けて、難しい試験を受けて、「日本形成外科学会専門医」の資格を習得し、将来病院などに形成外科医として勤務する医師は、そのまま研修を続け、病院などの形成外科医となります。

「形成外科」の中に「美容外科」があります。美容外科は形成外科の技術を使って、正常である状態をより美しくすることを目指します。

形成外科の研修を受ける中で、将来美容外科を志す医師は、形成外科の研修を受けてから3年くらいして、美容外科の研修を受け、「日本形成外科学会専門医」の資格を習得してから、さらに優れた美容外科医院に入り、指導を受け、実地で腕を磨き、難しい試験を経て「美容外科専門医」になります。医学部を卒業して10年近くかけて、35歳くらいでようやく一人前の美容外科医としてスタートするのです。

「美容外科をするために、形成外科のトレーニングを受けるのは当たり前のことです」というのは、顔面・輪郭などの美容外科で定評のある開業医のB医師。

形成外科の医局では、まず手術跡を目立たないようにする手術を教わり、手・足・腹部などの手術をさせてもらえるようになり、それから顔面の手術や口唇裂など、大きな手術を教えてもらえるようになります。病気でもない顔にメスをいれることのできるのはそれからです。
顔面・輪郭など骨組の手術は、10年近くいろいろなことを経験してようやく手がけさせてもらえる手術です。
さらに優れた美容外科医院のスタッフになって、美容外科の研修を積んで、「美容外科専門医」になります。

美容外科の治療の最大の特徴は、「健康な」顔や体に、メスを入れたり、レーザーなどの熱を加えたり、薬を注射したりすることです。現在もっとも高度な技術・設備・スタッフを必要とするのは心臓外科の手術だと言われていますが、それとは別の意味で、最新・最高の技術を使って、専門の知識を持つ医師が、全力を挙げて取り組まねばなりません。

さらに、**形成外科は、けが・やけどなどを元に状態に戻すことが目的の科で、美容外科は、健康な状態をさらに美しく、若々しくすることが目的の科です。**技術的には美容外科は形成外科の応用ですが、目指すところが違います。

たとえば、「きれい」と「かわいい」という言葉がありますが、これは、形成外科では問題になりませんが、美容外科では大きなテーマです。

「きれい」は、知的・クール・大人っぽいイメージで、左右の目も大きさ、目と目の間の距離が、すべて等間隔、鼻の大きさ、輪郭なども美しいバランスを保っている、いわゆる美人顔です。若い人が「きれいになりたい」という時には、その方向で、あごを細くしたり、鼻を高くしたりという手術になります。

一方「かわいい」というのは、女の子っぽい、ホンワカとした温かいというイメージ。目と目の間隔が広く、鼻の付け根が低く、目尻が下がって、全体的にフラット。「かわいくなりたい」と言う場合は、鼻などのパーツを触らないほうがよく、美肌にするほうが重要です。アンチエイジングで「かわいく」と希望する人で、若いときに鼻にプロテーゼを入れていた人は、取り除くほうがかわいくなります。

ところが形成外科だけを研修した医師は、そのことがわからず、「かわいい」顔を希望の人に、鼻の鼻中隔延長をし、額とあごにプロテーゼを入れ、「きれい」な美人顔をつくってしまいます。

手術は成功したけれど、受けた人はまったく満足しない。形成外科としては、大成功だけれど、美容外科としては大失敗。ほかの美容外科で、鼻・額・あごに入れた人工物を、全部取ってもらったという女性もいます。

「クレオパトラの鼻が、もう少し低ければ、世界の歴史は変わっていたであろう」という言葉は、顔の一部分のごく小さな違いが、世界の歴史を動かすほどの大きな力を持っていることを示しています。**二重まぶたの幅の1ミリの違いや、カーブの角度など、細かいことですがその小さな違いが手術を受けた人の人生に大きな意味を持つのです。**

2つの同名の「日本美容外科学会」の罪

国が適正な指導をしなくても、医師の強い団体があれば、その会員数を確認し、治療内容を把握し、指導することができます。その団体に所属しているかどうかで信頼できる医師かどうか判断することもできます。

美容外科医療にも、美容外科医を会員にした、「日本美容外科学会」という団体があります。ところがとんでもないことに、**日本には「日本美容外科学会」というまったく同じ名前の団体が2つあるのです。**

ひとつは、「**日本美容外科学会**」（**英語ではJapan Society of Aesthetic Plastic Surgery　略称JSAPS　ジェイサップス**）。もうひとつは、「**日本美容外科学会**」（**英語ではJapan Society of**

Aesthetic Surgery　**略称JSAS　ジェイサス**）です。

日本名はまったく同じ、英語ではPlastic（形成）が入っているかどうか、略称でもPの字が、あるかないかだけ。しかし内容はまったく違います。

ここでは混乱を避けるために、略称の「JSAPS」と「JSAS」と表記します。

□「形成外科専門医」の資格を持つ医師しか正会員になれない「JSAPS」

「**JSAPS」は、所属できる条件が非常に厳しく、信頼できる医師団体です。**医師免許を取得し、義務研修後、3〜5年をかけて、大学の医学部・医科大学で、形成外科の研修を「顔を含め、頭のてっぺんから足の爪先まで」受け、「日本形成外科専門医」の資格を得た医師だけが正会員となります。

「日本形成外科専門医」の試験はかなりの難関です。

①本人が直接形成外科手術をした300症例の症例一覧表

②３００症例のうち、20症例の図を伴う症例記録（やけど・顔面骨折・先天異常・外傷・アザ・褥瘡・美容外科など、11項目中8項目以上）

③形成外科の一般知識についての筆記試験

④研修記録について口頭試問

これらの試験にパスすれば、「日本形成外科学会専門医」の資格を習得できます。さらに5年ごとに資格の更新をしなければなりません。

治療を受ける際、医師の経歴で必ず見なくてはならないところは、ただ1か所、「日本形成外科学会専門医」の資格を習得しているかどうかです。**美容外科手術をするのに必須の基本技術を教えるのが、「形成外科」ですから、これを習得していることの証明である「日本形成外科学会専門医」であることは、美容外科として信頼できる医師の最低条件なのです。**

さらに、信頼できる美容外科施設などで美容外科の研修を受けた後、ＪＳＡＰＳの「日本美容外科学会（ＪＳＡＰＳ）専門医」試験を受けます。

この試験も「日本形成外科学会専門医」の資格試験同様、非常に難しい試験です。

ＪＳＡＰＳの「美容外科専門医」になるためには、美容外科の手術のすべての範囲にわたる20症例の手術実績の記録の提出を求められます。その記録をもとにＪＳＡＰＳの審査を受けて試験にパスして、初めて「美容外科専門医」となります。手術実績の記録を提出するためには準備に5年以上かかります。

医学部を卒業、2年間の一般研修の後で、「日本形成外科専門医」になり、さらに「日本美容外科専門医」になるのには最低10年はかかります。年齢にして35歳です。この「日本美容外科学会（ＪＳＡＰＳ）専門医」こそ、本物の「美容外科専門医」です。

□医師免許さえあれば会員になれる「ＪＳＡＳ」

もうひとつの「ＪＳＡＳ」は、**医師免許さえあれば、医師免許習得、義務研修後の26歳**

美容外科医には、形成外科医出身のJSAPS所属医とその他の科出身のJSAS所属医がいる

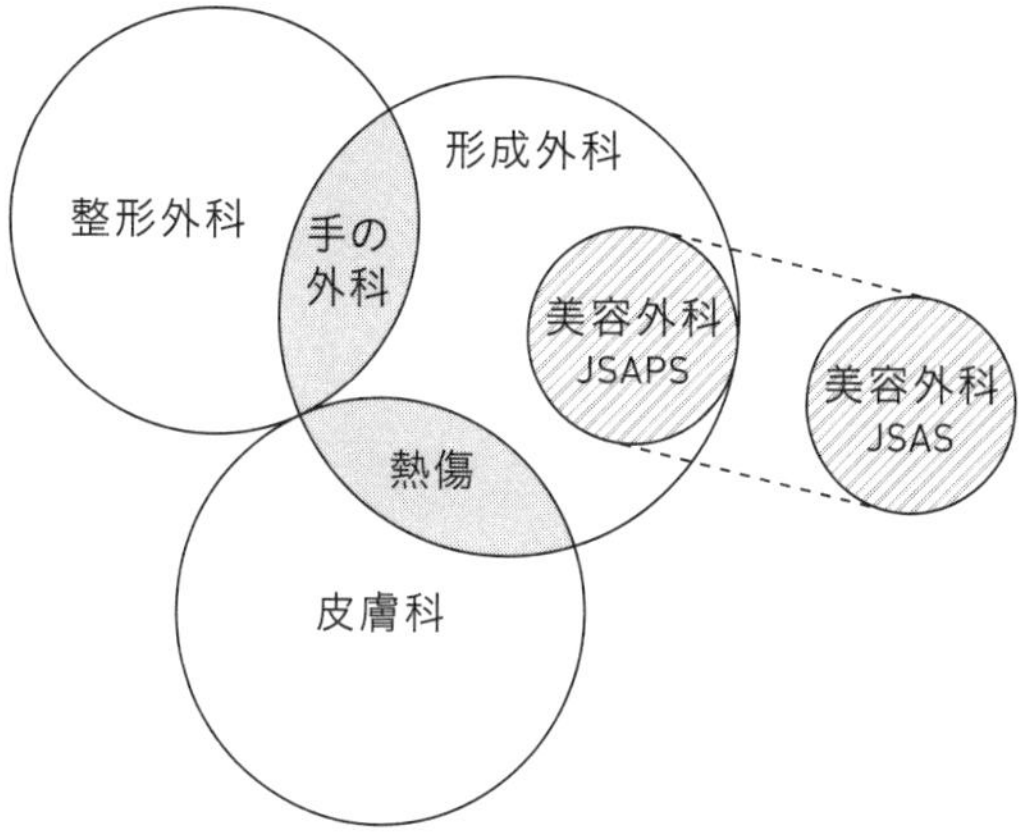

の医師でも会員になることができます。

「JSAS」にも「日本美容外科学会専門医」の資格がありますが、10年かけて取得する「JSAPS」の「日本美容外科学会専門医」の資格とはレベルがまったく違います。

JSASの専門医資格は、「5年以上美容外科臨床を研修した者」とありますから、26歳で義務研修を受けてすぐ、美容外科医院で手術を行って5年経過すれば、専門医の受験資格ができて、JSASの試験を受けてパスすれば、「JSASの美容外科専門医」になれます。

「義務研修を受けてすぐ、美容外科医院で手術」ということは、形成外科の3～5年の研

修を受けないで、患者さんを試験台にしてお金をとって手術したということです。

形成外科の研修抜きの、美容外科試験の程度の低さは、誰にも明白です。

つまり、信頼できる美容外科医の最低条件である「日本形成外科学会専門医」の資格を持たなくても「JSAS」の「日本美容外科学会専門医」なら取得することができてしまうのです。

□2つの同名学会があるため、マスコミ報道されない

医師免許さえあれば、入ることのできる「日本美容外科学会」（JSAS）の会員数が圧倒的に多く、美容外科医をする医師の90％近くを占めていると考えられます。

この2つの組織が同名であること、統一した学会がないことは、美容医療の業界が一般の人に理解しにくい状況になっていることの大きな原因になっています。

美容外科治療をする医師は、経歴などにより3パターンある

日本美容外科学会(JSAPS)所属医師	**日本美容外科学会(JSAS)所属医師**	**無所属医師** 美容外科関連団体所属なし
医学部・医科大学卒・ 国家試験パス、 2年の義務研修	医学部・医科大学卒・ 国家試験パス、 2年の義務研修	医学部・医科大学卒・ 国家試験パス、 2年の義務研修
大学の形成外科で 3〜5年の研修	美容外科医院勤務 または 美容外科医院開業 **26歳から治療開始**	内科など、勤務・開業 または 大学で形成外科以外の科を研修(2年)後、内科などに勤務・開業 美容外科も治療
日本形成外科学会 専門医試験パス	勤務・開業から5年後 日本美容外科学会 (JSAS) 専門医試験パス	
美容外科医院で研修		
日本美容外科学会 (JSAPS) 専門医試験パス		
美容外科医院勤務 または 美容外科医院開業 **35歳から治療開始**		
関連組織 公益社団法人 日本美容医療協会	関連組織 日本美容外科医師会	関連組織 内科などの学会

同名の「日本美容外科学会」がなぜ2つ存在しているかについては、長い歴史がありま
す。

形成外科、美容外科が誕生したのはアメリカでした。第一次世界大戦の際に、砲弾の直撃などですっかり変わってしまった兵士の顔を修復する技術として形成外科が発展し、平和になると、その応用として美容外科が発達しました。美容外科は形成外科の扱う一領域として、しっかり位置付けられています。

日本では、第二次大戦後に、開業医がアメリカの美容外科を見よう見まねで発展させてきました。これが日本の美容外科（JSAS）のひとつの流れです。

そして一方で、日本の大学医学部にも形成外科が作られ、その中で美容外科教育が行われ、形成外科を研修した美容外科医が生まれました。これが日本の美容外科のもうひとつの流れ（JSAPS）です。

1978年に議員立法で「美容外科」が標榜科目に認められた時に、2つの美容外科学会が1日違いくらいで登録しました。JSASの方が早いと聞いています。JSAPSに

は「日本美容形成外科学会」と登録しようという意見がありましたが、当時美容外科の評判が非常に悪く、日本形成外科学会が「形成外科」という文字を入れることに強く反対したそうです。

この2つの「日本美容外科学会」の統一をはかる動きは、この50年間ずっとありました。関係者が努力し、チャンスが何度かありました。2012年にはもう少しで統一ができそうでしたが失敗して、完全にダメになりました。この方向も、半世紀かかっても無理でしょう。

まったく同名の2つの「日本美容外科学会」が存在するため、「日本医学会」にも入れませんし、マスコミはまともな団体として認めません。

朝日・毎日・読売・産経の大手新聞社は、偏向報道になるとして、美容外科に関する報道をまったくしません。美容外科について報道すると、JSAPS、JSASのどちらかを支援する立場になると強く思っています。死亡事件以外は一切、何も報道しないのです。そういう協定を、新聞社のトップの間で結んでいると考えられます。

マスコミの美容外科「無視」によって、患者は客観的で多面的な情報を得ることができず、圧倒的な量の宣伝に惑わされている現状を考えると、この2つの「日本美容外科学会」が存在することの罪深さを感じずにはいられません。

「矯正歯科医」も経歴に要注意

「美しくなる」というと、目や鼻に注目が集まりがちですが、歯並びや上下のあごの噛み合わせなどの口元の美しさは、顔全体の印象を大きく左右します。ここでは、その重要な要素である矯正歯科の医師の選び方についても、言及しておきます。

歯科では、「一般歯科」「小児歯科」「矯正歯科」「口腔外科」の4つの科が大学の歯学部や、歯科大学に設置され、それぞれ専門教育を行っています。

ところが、一般医療の世界で、医師免許さえあれば、30以上のどの科の治療もできるのと同じように、**歯科の世界でも、歯科医師国家試験に合格して、1年間の義務研修を修了すると、それまでの専門分野や経験年数に関係なく、歯科医師免許さえあれば、「一般歯**

科」はもちろん「矯正歯科」「口腔外科」「小児歯科」の、どの科の治療も、自由に治療し、クリニックの看板に掲示することができます。

一度も矯正歯科治療を研修したことがなくても、「矯正歯科医」と名乗ったり、歯科医院の看板に出したりしてもいいのです。

当然のことですが、「一般歯科」の研修だけでは、「矯正歯科」「口腔外科」「小児歯科」の十分な治療はできません。「小児歯科」は、子どもの成長や歯の生え変わりに応じて適切な治療をしなければなりませんし、「口腔外科」は歯茎の切除、インプラントなどを含む、大きな手術をしなければなりません。「矯正歯科」は歯を動かし、歯並びをよくするという難しい治療です。虫歯、歯周病などを中心にした「一般歯科」だけの研修だけでは、十分に治療できません。

これも戦後の医師不足と同じく、歯科医師不足の時代につくられた法律がいまだに残っているという、日本独特の、欠陥医療システムです。

それぞれの科が、独自の専門技術の習得が必要です。十分な矯正歯科の教育・研修を受けていない歯科医にかかって、ひどい失敗をする例があります。美容外科の治療で、形成外科の研修をしっかり受けない医師にかかるのと同じです。

その欠陥をチェックするために、「矯正歯科認定医」「矯正歯科専門医」というシステムが、1980年につくられました。これは「日本矯正歯科学会」の認定制度に基づいて、矯正歯科医療に関して、適切かつ十分な学識と経験を備えた歯科医を学会が認定するというもの。

認定医になるためには、学会が指定する研修機関（大学病院など）で5年以上の矯正歯科臨床経験と、学会の審査に合格することが条件となり、さらに指導医になるには、12年以上矯正歯科診療に専従し、研修機関で3年以上の教育・研究に当たることが必要です。

日本中に歯科医は、約10万人、その中で矯正歯科認定医は2465名、そのうち543名が指導医です。（2007年11月現在）。歯科医40人に1人くらいしか矯正歯科認定医・専門医はいないのです。しかもここ20年ほど、虫歯や歯周病の患者が減って歯科医過剰で、矯正歯科認定医・専門医を持たない歯科医による矯正歯科の治療トラブルが頻発しているので、十分気をつけてください。

特に、「歯を抜かないで治療できる」「短期間でできる」など、耳あたりのよい言葉には注意してください。健康な歯を抜くことに抵抗のある人も多いのですが、歯並びの悪い人は、歯の生える「歯槽骨」に入りきらない歯が生えてきているのですから、歯を抜かないで、きれいに並べるのは非常に難しいのです。

下手な矯正歯科治療で失敗した人も、きちんとした矯正歯科医にかかれば、必ずと言ってよいほど治ります。あきらめずチャレンジしてください。

また大手美容外科などには必ずと言ってよいほど「審美歯科」というのが設置されていますが、**「審美歯科」というのは私的な名称で、歯科大学で系統的な教育はされてはいません。**審美歯科でできるのは、歯を削ることと白くすることで、見た目をよくするだけです。口元のような、大切な機能が数多くあるところは、「矯正歯科治療」で、根本から治療されることをおすすめします。

第4章

「信頼できるよい医師」の選び方

最初によい医師にかかることが肝心

美容外科手術は、最初にかかる医師で、成功・不成功の90%が決まります。

一般医療の場合、「風邪をひいたのかな」と感じた時には、まず、家や職場から近い内科開業医の診察を受けます。簡単に治らない場合は、少し離れた耳鼻科開業医などの診察を受けます。それでも治らなかったら、総合病院や大学病院で受けて、そのどこかの段階で治ります。

重大な病気が隠れていれば、それが見つかり、少し時間がかかっても、確かな治療が受けられます。費用も、保険診療ですから3割負担で医院を何軒も回っても、それほど、大きな負担ではありません。

でも美容外科では、そうではありません。

自然の人間の体は脂肪や筋肉の層がきれいに並んでいます。最初の手術では、無理やりメスやハサミで切らなくても簡単にはがすことができます。外見が美しくなるように組織の一部を切り取ったり、シリコンなど必要なものを入れます。手術は出血や痛みが少なく、治療時間も治癒までにかかる時間も短くできます。

しかし最初の手術で気に入らなかったり失敗したりして、修正手術になると、一度手術をした後ですから、そこに元々あった脂肪や皮下組織が線維化し、癒着・引きつれ・変性が生じているので、きれいにはがすのは難しくなっています。それをメスやハサミを使って、元にもどしたり、別の形にするのが修正です。

最初の治療より不自然で技術的に難しくなり、出血や痛みが多くなり、治療時間も治癒にかかる時間も長くなります。どんな名医でも修正できないこともあります。

費用も全額自己負担ですから、最初の手術と修正手術とで2倍になります。

修正手術の費用を捻出するために、たとえば朝は新聞配達、昼間は人と顔を合わさないでできる仕事、夜はマスクをつけてタクシー運転手というような生活をしている方が、かなりおられます。

美容外科では、最初の手術で、形成外科の研修で技術を確実に身につけ、患者の意見を十分に聞いて、患者の希望する手術をしてくれる医師を選ぶのが何より大切です。

□3〜5人の医師にカウンセリングを受ける覚悟を

美容外科手術を受けてみようかなと思った時には、「少なくとも3〜5人の医師にカウンセリングを受ける」覚悟をしてください。面倒だと思われるかもしれません。でも、先ほどから述べている通り、最初の手術が肝心なのです。

私のホームページの「相談コーナー」へは、90％以上の方は、失敗してから来られます。修正できない失敗もあります。この方々が、最初の手術を受ける前に相談してくれていたら……と思わずにはいられないのです。

美容外科手術は、肉の彫刻ではありません。自宅から近いから、安いから、広告でよく見るから、芸能人もやっているから、という安易な条件で医師や医院を選ばず、慎重に検討して最初の施術を受けてほしいのです。

そのためには、**次項から紹介する条件で受けたい医師をピックアップして少なくとも3～5人以上のあなただけの医師のリストをつくり、その医師のカウンセリングを受けて、どこで施術を受けるか決めてください。**

注意することは、医院名でなく、医師の名前で選ぶことです。

芸能人にも手術したと宣伝している医師が経営している医院でも、あなたの手術をその医師が担当する可能性は非常に低いのですから。全国に何十か所も医院を展開しているような大手チェーン医院ならなおさらです。

医院の形態から選ぶ

3章で紹介したように、美容外科医院には次の5つの形態があります。

1　個人クリニック
2　熟練医グループ医院
3　ついでにクリニック
4　大手美容外科医院
5　大学付属病院

詳しくは138ページ〜をお読みいただきたいのですが、ざっくり説明します。

・**長く続いている「個人クリニック」は、口コミなどでその技術のよさ、良心的な診療姿勢が広まっている、非常に信頼性が高い美容外科クリニックです。**院長が治療を行うため、目や鼻、脂肪注入など、医師の得意分野に特化している医院も多くあります。

・**「熟練医グループ医院」も、経験と技術のある医師が治療を担当しているので、信頼できます。**

①一医院で院長がマネジメントして複数の医師が勤務している形態と、②優れた医師4、5人がグループをつくって治療する複数の医院を持つ、2つの形態があります。個人クリニックよりもさまざまな分野を広範に治療できるのが特長です。

・**「ついでにクリニック」は、かかってはいけない非常に危ないクリニックです。**

元々、「内科」「皮膚科」「産婦人科」などをしている個人クリニックで、これまでの専門の診療科に「美容外科」を「ついでに」付け加えて、美容外科治療をしている個人医院です。きちんとした知識もなく研修も受けずにある日突然治療を開始するのですから、非常に危険です。

・**「大手美容外科医院」は、よく注意して受けないと非常に危険です。**

年間数十億の広告費で患者を集め、広告塔の院長や医師は1日に30件もの手術をしています。さらに、全国で何十もの医院をチェーン展開しているので慢性的な医師不足です。内科医に1週間ほどの研修を受けさせ、いきなり施術させるようなことを平気でやっています。

それでも医師が不足する場合には「大学の先生」のアルバイトを使います。「大学の先生」と言うと、教授・准教授・講師などを想像しますが、そんなことはめったにありません。よくて形成外科の医局で研修中の若い医師、悪い時には2年間の義務研修中の研修生がやってきます。

受ける場合は、どの医師が施術するのか自分で確認して納得してから受けましょう。

・「大学付属病院」は、大学病院の大きな目的が「研究」「教育」であることを知って、上手に受けてください。

技術と経験のある医師がいたとしても、「教育」のためにベテランの指導のもとに経験のない若い医師に執刀させることもあります。とはいえ、医療で金儲けすることだけを目的としている「大手美容外科医院」や「ついでにクリニック」とは比べ物にならないほど、安全でよい手術が受けることができます。

医師の資格から選ぶ

3章で説明した通り、日本には2つの同名の「日本美容外科学会」があります。ひとつは、形成外科で研修し日本形成外科専門医の資格を持つ医師で構成される「日本美容外科学会（JSAPS）」、もうひとつは美容外科を専門に手がける医師が多く所属している「日本美容外科学会（JSAS）」です。

本書では、形成外科医として人体の組織や構造、解剖についての知識を持ち、それに基づいた手術や治療の経験を積んで初めて美容外科手術をする資格がある、という理由から、次の資格を持つ医師に治療を受けることをすすめています。

・「日本形成外科専門医」の資格を持つ医師

・「日本美容外科学会（JSAPS）」専門医

「日本美容外科学会（JSAS）」の専門医には、形成外科の研修を受けていなくても、美容外科手術を5年間していた経験さえあれば、なることができます。もちろん、この中にも素晴らしい医師もいますが、患者自身が十分に注意して治療を受けることが求められます。

□サイトで医師の資格をチェックする方法

サイトで医師の経歴を見る際は、「日本美容外科学会専門医」だからと信用しないで、どちらの美容外科学会の専門医かを判断しなければなりません。

ホームページにはっきり、「日本美容外科学会（JSAPS）専門医」と書いていない場合は、自分で調べる必要があります。「JSAPS」のホームページ（http://www.jsaps.com）の「名医を探そう」というタブから正会員を検索することができます。

「日本形成外科学会専門医」かどうかを技術的に信頼できる美容外科医として考えるのも、賢い見分け方です。「日本形成外科学会」のホームページ（http://www.jsprs.or.jp）に、専門医の一覧があり、地域から専門医を探すことができます。

「よい美容外科医は、形成外科の研修が大切」ということが一般の人にも理解されてきました。そうすると、形成外科研修をまったくしたことのない医師や、「日本形成外科学会専門医」の資格を持っていない医師が、形成外科で研修したかのように見せかけるホームページが多くなってきたのでご注意ください。次のような例があります。

①「日本形成外科学会」の「会員」であることをアピールする

「日本形成外科学会会員」という資格があります。「専門医」と「会員」だから同じようなものかと勘違いしますが、「日本形成外科学会専門医」とはまったく違います。この「会員」資格は、「日本形成外科学会」が出していますが、形成外科技術の習得とはまったく関係がなく、2名の会員の推薦と年に2万円の会費をおさめれば、医師なら誰でも会員になれます。『会報』の単なる購読者です。

誤解を招くこの資格は、資格に厳しいアメリカの形成外科医・美容外科医からも、「日本形成外科学会」の姿勢が強く批判されています。「日本形成外科学会会員」を麗々しく資格に書き込んでいる医師は要注意です。

②数か月の研修を誇張して掲載する

「形成外科を研修」と、義務研修の2年間のうちのせいぜい数か月の経験を、おおげさに掲載する医師もいます。義務研修の形成外科研修は、期間も短い上に内容も医療助手程度です。

③JSAPS「関連会員」を「会員」と表記する

JSAPSの「会員」には、「日本形成外科学会専門医」の資格を持つ「正会員」のほかに、「関連会員」というものがあります。正会員になれない医師が申請すれば簡単になれます。この「関連会員」が「関連」を勝手に省略して「JSAPS会員」として経歴に書いています。よく注意して見極めてください。

また、歯列矯正などの歯科についての治療を受ける場合も、資格に注意してください。「日本矯正歯科学会専門医」「認定医」の資格のある歯科医に受けるようにしましょう。

きちんと研修を受け経験を積んだ「矯正歯科認定医」「矯正歯科専門医」のリストは、「日本矯正歯科学会」ホームページ（http://www.jos.gr.jp）の「日本矯正歯科学会 認定医・専門医名簿一覧」で見ることができます。**「矯正歯科医療」を受ける場合は、必ずこの名簿の歯科医にかかることをおすすめします。**

自分とセンス・相性が合う医師から選ぶ

医師を選ぶ際には、技術力だけでなく、自分のデザイン感覚やセンスに合った医師、そして自分と相性の合う医師を選ぶことも大切です。

たとえば、二重まぶたの手術では、くっきりとした西洋人のような二重が得意な医師もいれば、アジア人特有の蒙古襞を活かしたさりげない二重が得意な医師もいます。

フェイスリフト（106ページ）で顔のタルミを引き締める手術では、1回の手術で10歳若返らせることも可能です。でも、なかには「一気にそんなに変わったら周囲に不審がられる。気がついたら若くなっていたという感じにしてほしい」という人もいます。

このように、技術力のある美容外科医の中から、今度は自分の希望を十分理解して、自分にとってセンスのいい治療をしてくれる医師を見つけましょう。その努力を怠ると、手術は成功したものの、「思っていたものと違う」という結果になります。

センスや相性を見極めるためには、複数の医師に直接カウンセリングを受けることが不可欠です。その医師のデザイン感覚やセンス、自分との相性を自分で確認し、納得し、自分の責任でどの医師に手術を依頼するか決める必要があります。

納得できるまでカウンセリングを受ける

□複数の医師に直接カウンセリングを受けて見極める

前項で「医師の資格から選ぶ」方法をお伝えしましたが、資格さえあれば希望通りの結果になるというものでもありません。

「日本形成外科専門医」「日本美容外科学会（ＪＳＡＰＳ）専門医」の中にも人格の点でどうかなと思う医師は何人もいます。タレントをフランス人形のような顔にしている医師、カウンセリングに来た人の顔を「そこまで言うのか」と言うほどけなして、その場で手術を受けさせる医師などなど……。

逆に、「日本形成外科専門医」「日本美容外科学会（ＪＳＡＰＳ）専門医」ではないけれど、独学で一心に勉強して、ある分野で誠実に治療している医師もいます。

肩書や略歴だけで、美容外科医を判断して、「この人に何が何でも手術を受けよう」などと考えていると、失敗しがちです。

「大手美容外科医院は要注意」と言いましたが、「あんなに広告していて、人気もあるんだから、よい医師かも知れない」と感じれば、大手美容外科にもカウンセリングを受けてください。

「ついでにクリニック」でも、親の代からのかかりつけ医だから信頼できると感じれば、カウンセリングを受けてください。

手術を受けてみたい医師のリストができたら、実際にカウンセリングを受けてみましょう。

□電話で予約する際に確認する3つのこと

まず、**「カウンセリング料」を必ず聞いてください。**

医師が直接カウンセリングする場合、1回5000円程度が一般的です。丁寧にカウンセリングをすれば、30分くらいはかかります。

無料の場合は逆に要注意です。丁寧にカウンセリングしてくれなかったり、「30分も無料カウンセリングをしたのだから、治療受けてよ」と、必要以上に手術をすすめられたりするかも知れません。

次に、**「誰がカウンセリングをするのか」を必ず確認してください。**

大手美容外科医院などで「専門カウンセラー」と称する女性がカウンセリングするという医院は問題外です。カウンセラーは、多くの医院で歩合制になっています。すぐ手術を受けさせたら○万円、手術の予約を取れば○万円、患者が希望していた以外の手術を受けさせれば○万円……。「美容外科専門カウンセラー」などという、公的な資格はありません。医師ではなく看護師がカウンセリングする医院も、同様に避けましょう。

また、**医師がカウンセリングする場合も、その医師が実際に手術を担当する医師かどうか確認してください。**確認できない場合は、その美容外科医院は候補から外します。

手術当日、カウンセリングのときとは違う、顔も見たこともない医師が出てきて、書類を見て「え〜と、あなたは目頭切開でしたね」と言って、注射器やメスを握ったらあなたは「話が違います。○○先生にお願いしたはずです」と抗議して、すぐ逃げ出せますか？

ウソのような話ですが、そんな話はいくらでもあります。気の弱い人は、そのまま手術を受けてしまいます。

もちろんあなたは、大立ち回り、大喧嘩をしてでも逃げ出さねばなりませんが、手術室の中に入ってから、逃げ出すのは大変な勇気が必要です。そんなことのないように、カウンセリングをするのが、実際に手術を担当する医師かどうか、電話で予約する段階で確認するのはとても大切です。

□希望の手術だけについて相談する医師を選ぶ

「二重まぶた」の手術を受けようとカウンセリングに行ったのに、「鼻も高くすれば、もっと二重まぶたが生きてくるよ」などと、**相談以外の手術をしつこくすすめる医師は候補から外しましょう。**

人間の顔は、美人かどうかに関わりなく、自然にそれなりのバランスを保っています。美容外科手術をすることは、多少なりとそのバランスを崩すことになります。たとえば、モンゴロイドらしい凹凸のない顔の人が目をぱっちりさせたいと思って一重から幅広の平行二重にすれば、全体のバランスが崩れます。バランスをとるために、鼻の付け根ももう少し高くした方がよい、唇もふっくらさせた方がよい、と医師がすすめるのも自然かもしれません。

そしてまた患者自身も、すぐそれに気づき、医師にすすめられるままに、この目に合った鼻を、唇を、あごをと、顔そのものをそっくり変えたいと、手術を繰り返す悪循環の中に入ってしまいます。

誠実な美容外科医なら、どうするでしょう？ 最初の幅広平行二重のカウンセリングの段階で、希望しない他の部分の手術をすすめるのではなく、「あなたには奥二重のほうが似合う」「あなたには幅の狭い平行二重のほうがバランスがよい」とアドバイスします。

患者が希望しない部分の手術を執拗にすすめる医師は、どこかに不純な部分があります。よく注意してください。

□「すぐ治療を」「すぐ予約を」と、迫る医院・医師には受けない

私は、これまでテレビに3度出演しました。

最初の、ＮＨＫ「クローズアップ現代」では、「形成外科の研修を受けていることが、

よい美容外科の最低条件」と強調しました。

2度目の「ホンマでっか⁉TV」（フジテレビ）という番組では、「えら削り」で手術を受けたのに少しも細くなっていないという話に「機能を大切にする医師。そういう医師がよい医師」という発言をしました。

1度目、2度目も、視聴者からのクレームはありませんでした。


3度目、「ノンストップ！」（フジテレビ）で、出演者の一人の「カウンセリングでよい医師をみつける方法は？」という質問に対して、こう回答しました。

「**『すぐ手術をしましょう。無理ならすぐ予約を取りましょう』と迫る医師はダメ。『家族、知人などと相談して、もう一度考えて、1週間後にもう一度相談にいらっしゃい』と言う医師を選ぶ**」

出演者の一人が「なるほど！　それがカウンセリングで、まじめでよい美容外科医か、営業本位の美容外科医かを見分ける、ポイントですね」とフォローしてくれました。

番組が放映された後、すぐテレビ局に、「美容外科関係者」と名乗る人から「あの発言は困る」とクレームの電話が来たそうです。私にも、番組スタッフから「クレームがあった、あの発言は困る」と強い口調で言われました。

局にクレームをつけたのは、局のスポンサーの美容外科か、広告代理店なのでしょう。「クローズアップ現代」の「形成外科の研修を受けている医師」とか、「ホンマでっか⁉ＴＶ」の「機能を大切にする医師」はどうにでもごまかせるが、「ノンストップ！」の、「カウンセリング後、『すぐ治療』『すぐ予約を』と、迫る医院・医師には受けない」は、大手美容外科のいちばん弱いところ、売り上げ成績に直接かかわる、もっとも大切な営業方針の核心をついた発言だったと感じました。

誠実な医師は、患者が納得するまで説明して、「家に帰って、ご家族とも相談して、気持ちが変わらないなら1週間後にもう一度いらっしゃい」などと言います。

患者の質問に納得するまで答えていないのに、打ち切って手術の日を早く決めようとする医師は候補から外しましょう。「今日時間があるから手術しようか」「明日時間が空いてるからしてあげようか」などという医師も問題外です。

□医師に遠慮しない

「複数の医師のカウンセリングを納得するまで受ける」という話をしてきましたが、「そうはいっても医師の立場からすると、複数の医師と比べられて迷惑では？」「カウンセリングだけ受けて治療を受けないのは失礼では？」と感じる人もいるかもしれません。

でも、美容外科手術は、たった1つしかないあなたの顔や身体を対象にする手術です。気に入らないからといって洋服のように返品交換できるものではありません。その成否によってあなたの人生が変わります。

医師に遠慮して、十分にカウンセリングを受けなくて、自分の思うような結果が出なかったら、一生後悔します。

失敗しても、患者の希望通りの結果が出なくても、多くの美容外科医は手術料をしっかりとります。一方失敗されてしまった患者は、たとえ訴訟で勝ったとしても、失敗の手術の治療費プラス慰謝料が戻るだけ。顔や体は元に戻らないことも多く、失敗したことの精神的ショックは非常に大きいのです。

医師に失礼にならないようにするのは大切ですが、気を使い過ぎて大切なことを聞かなかったり、何度もカウンセリングを受けているからと義理立てして手術を受けたりすると取り返しのつかないことになります。

ある美容外科の名医は、カウンセリングについて次のように話してくれました。

何度も来られてなかなか決めてくれないのは、実は私達にとってつらいことです。これだけ説明したのだからもう決めてくれてもいいのにと思うこともしばしばあります。でも患者さんの心構えとしては、自分が納得するまで何度でもカウンセリングを受けられた方がよいと思います。

医師にとっても、術後にいろいろ言われたり、訴訟沙汰になったりするよりも、患者さんが満足していただくことがいちばんうれしいことなのですから。

□気の弱い人は、誰かに付き添ってもらって

「自分が納得できるまでカウンセリングを受けなければ」と強い決心をしても、気の弱い人はその場の雰囲気に負けてしまって、1件目の医院で予約をしてしまったり、希望した部位以外の手術も予約してしまったりするかもしれません。

病院に入ればそこは医師の世界です。言ってみれば相手の土俵です。そこで多くの医師や看護師などに取り巻かれていろいろなことを言われると、「もうこれでいっか」と考えてしまっても不思議はありません。

気の弱い人、他人の意見に流されやすい人は、1人でカウンセリングを受けるのでなく、信頼できる誰かについて行ってもらうことをおすすめします。

気が弱いために医師や周りの意見に流されて手術してしまい、失敗した女性2人にインタビューしたことがあります。

2件とも、事前には聞いていなかったのに、男性が一緒に付き添ってきました。1人はその女性のご主人で、もう1人の女性にもどなたかわかりませんが中高年の男性がついてきました。2人の男性は私とは一言も話を交わしませんでした。

多分、いろいろな医院で、医師や看護師の甘い口車にかかってひどい目に遭ったので、私とのインタビューでも、どんなことを言われるかわからない、ひどい医師を紹介してまた何かされるかもしれないと心配でついてきたのでしょう。

本来はもっと早く、最初の手術をする段階でついていってあげていれば、その女性達も失敗しなかったかもしれないと感じました。

気の弱い人は、最初の医師のカウンセリング、もっと言えば最初の電話での予約取りの段階から、信頼できる誰かと行動を共にされることをおすすめします。

また、あなたの家族・友人・知人から、美容医療に興味がある、受けてみたいと言われて心配なら、カウンセリングに同行してあげましょう。

「美容外科相談ビジネス」には要注意

厚生労働省はまったくチェックしない、4大新聞はまったくノータッチ。テレビ・インターネット・女性誌・タウン誌では、億単位の広告費を使った大手美容外科医院が我が物顔に、どこでも大宣伝。

これでは、美容外科を必要とする人たちは、どこに行けばいいのか、どの医院でカウンセリングを受ければいいのかすらわかりません。

□ 契約している医院の医師をすすめられる上に、治療費は2〜3割増

その隙間に目をつけて、ビジネスにしているのが「美容外科相談ビジネス」です。

美容外科の相談に来た人に、契約をしている美容外科医院に紹介し、美容外科医院から紹介料を取るビジネスです。相談があると、「日本一の名医はこの人だ」とか、「この3人が名医中の名医だ」と、契約している医院や医師を口を極めてほめたたえます。相談者がその医院で受けると、多額の紹介料が入る。そういうビジネスです。

相談サイトが本当に誠実なサイトかどうか見分けるのは、実は簡単です。

「**近くの大学病院か、総合病院の美容外科を紹介してくれませんか？**」**と質問すれば、すぐわかります。**日本の大学病院では、現在30近い大学で、美容外科治療をしています。総合病院でも30近い総合病院で美容外科を診療しています。

どんな美容外科治療もできるというわけではありませんし、まだ効果が確認されていない新しい治療はしませんが、二重まぶた、レーザー治療などは、ほとんどのところで、危ない美容外科医院より確実にしてくれます。

「美容外科相談ビジネス」は、契約している美容外科医院から紹介料を取るのが目的ですから、受ける人がそんなところに行っては困ります。大学病院、総合病院の名前を教えるどころか、口を極めて大学病院、総合病院の治療を悪く言って、契約している美容外科医院がどれくらい素晴らしい病院であるかを並べ立てます。もちろん美容外科をしている大学病院、総合病院のリストも持っていません。

実は相談サイトだけでなく、「美容外科をしている大学病院、総合病院のリスト」はどこにもありません。大学病院のリストは本書巻末にまとめましたのでぜひご参照ください。

もうひとつ、**「美容外科相談サイト」から紹介されて治療を受けた場合は、治療費が2〜3割高くなります。**

美容外科医は契約している「相談サイト」を通じて紹介を受けると、その「相談サイト」に紹介料を払わなければなりません。その紹介料は紹介を受けた患者の治療費に上乗せして請求するのが普通です。ですから、「相談サイト」経由で美容外科手術を受けると、美容外科の心得のない医師に紹介される可能性が高く、しかも費用は2〜3割増しです。

面倒でも納得するまで、3人以上の医師のカウンセリングを、ご自分あるいは信頼できる誰かと一緒に、受けて決めることをおすすめします。

□特に注意すべき「相談サイト」

「美容外科相談サイト」の中でも、「きれいサポート」または、「美容整形＝Stop自殺ボランティア」と名乗っている団体は、特に要注意です。

「内閣府認証ボランティア団体」「NHKで唯一紹介されたサイト」「民間テレビでも紹介されて」「兄は弁護士、私はかつて美容外科に勤務していて」など、ありとあらゆる、いかにもありそうなウソをつきまくって利用者を騙しているサイトです。NHK、民放テレビ局から、私に「一般の人に注意を促してほしい」と連絡が来ています。

巨大掲示板でも酷く叩かれていたので、もうこりたのかと思っていましたら、つい最近、ひどい医師を紹介されて、額・鼻・あごなど、希望しないのに顔中を手術された人からの相談メールを受け取りました。この団体はウソつきの名人です。今後も暗躍するでしょう。ご注意ください。

海外では絶対に受けてはいけない

美容外科では、術前のカウンセリングによって、成功するかどうかがほとんど決まります。**言葉で細かなニュアンスが十分伝えることのできない、海外での施術は、受けないのが賢明です。**

顔そのものの人種的違い、また、国民性や民族性による、「美しさ」の違いもあります。

西欧人系の顔になりたい、韓国人風の顔になりたいと強く希望する人以外、アメリカや韓国で、わざわざ美容外科手術をする必要は、まったくありません。

□「美容大国」韓国の美容外科水準は日本よりずっと低い

韓国は、「美容大国」と言われます。

それは、日本に比べて美容外科の水準が高いという意味ではありません。それどころか、日本のきちんとした美容外科医療にくらべて、2段階は低い水準と考えて間違いありません。というのも**韓国の美容外科医は、その多くが日本の「大手美容外科」に勤務して、日本の2流のレベルの美容外科技術を、さらに低レベルにした技術の水準で韓国で開業しているからです。**

日本でも「大手美容外科」による、時には死亡にまで至る医療事故が多発していますが、韓国では日本とは比べ物にならない数の、さらに深刻な事故が多発しています。

ではなぜ「美容大国」なのか。

韓国では、国をあげて美容外科手術が行われているからです。

韓国で美容外科を受けると料金が日本の半分以下、「節約できたお金で韓国観光旅行を」というキャンペーンが行われています。なぜ韓国では美容外科料金が安いのかというと、日本の「大手美容外科」の手法をさらに徹底して、美容外科1人に1日20人の患者のカウンセリング・治療を行っているからです。安くなるのも当然ですし、それだけ深刻なトラブルが起こるのも当然。

しかも手術がどんなに上手くいっても、アフターフォローは必ず必要です。そんなときにまた韓国に行くのでしょうか。さらに本当に失敗したときにはどうするのでしょう。

今、韓国の大都市には、そのテナントの大部分を美容外科医院が占める「美容外科ビル」が乱立し、患者さんの範囲も韓国国内だけでなく、中国・台湾・モンゴル・フィリピンなどにまで広げて、国をあげての美容外科医輸出に取り組んでいます。しかも、日本の3流レベルの技術力と経験で。

「安物買いの銭失い」と言う言葉があります。「安いから、観光もできるから」と韓国で美容外科手術を受けるのは、まさにこのことわざをそのまま実行しているようなものです。日本で信頼できる美容外科医を選んで治療を受けるのが賢明です。

□アングロサクソン系とは骨格も顔のつくりもまったく違う

アメリカは、たしかに美容医療の技術は高く、多くの人が手術を受けています。日本と違って手術を受けたことをオープンにするので、信頼できる口コミも豊富で、よい医師を選びやすい環境も整っています。

しかし、**日本人も含まれるモンゴリアン系の人種と、西欧系のアングロサクソンなどの人種では、骨格がまったく違います。**

そのことがもっともよくわかるのが、歯の噛み合わせ。鏡を見ながら、あなたの上前歯の先と下前歯の先を噛み合わせてください。私達日本人は、上前歯の先と下前歯の先が噛み合っていません。上の歯は下の歯の上にかぶさって、下の歯は上の歯の中間当たりと、噛み合っています。モンゴリアン系は少し出っ歯なのです。

ところがアングロサクソン系は、上前歯と下前歯の、先がきれいに噛み合っています。

歯科医院の広告などで、西洋人の歯並びを見ると、上前歯と下前歯の先が噛み合っているのでとてもきれいに見えます。

眼球（目玉）が入っている目の周辺の骨格も違います。古いヨーロッパ映画を見たことのある人は、18、19世紀のヨーロッパでは、「モノクル」という、眼の周りの凹みにレンズをはめ込んで使う柄のないメガネがありました。度の付いたレンズをはめ込んで今のメガネのように使っているのですが、落ちないでくぼみに入り込んでいました。日本人では絶対にできないことで、「どうなってるんだろう」と子どもの時に不思議に思っていましたが、ヨーロッパ人の目玉の入っている眼窩（目の窪み）はアジア人に比べると非常に深くてレンズは落ちないので、モノクルが可能なのです。

骨格だけでなく、顔のつくり、色素の沈着など、さまざまな違いがあります。

たとえば、西欧人はほとんどの人が二重まぶたなので、一重を二重にする手術が発達しません。鼻の高い人も多いから隆鼻術が発達しないのは当然です。

モンゴリアン系はメラニン色素が多く、白人なら手術跡に色素沈着が起こらない施術でも、色素沈着が起こります。

人種のるつぼと言われるアメリカですから、マイケル・ジャクソンのような黒人をアングロサクソンに変えるほどいろいろな手術が発達していますが、モンゴロイド系に詳しい医師が少ないアメリカで日本人が美容外科手術を受ける理由は何もありません。

性格的に美容医療が向かない人も

これまで医師のことばかり言ってきましたが、いちばん大事なことは、**患者自身が「自分は美容外科手術を受けるのに向いているかどうか」**をしっかり考えてから手術を受けることです。

性格的に美容外科の手術が向いていない人もいます。

いくらカウンセリングを受けても、手術がどんなにうまくいっても、患者にとっては自分の顔や身体の大変化です。心の内で8割は満足しても2割は「これで本当によかったのかな、前のままの方がよかったんじゃないだろうか」という戸惑いがあります。その時に「まぁ、いいか」と考えることができるかどうか。

「手術しなかったほうがよかった」という2割の心の声に気持ちがいってしまう人は、医師がどんなに最初の説明をしっかりして、患者が納得して、手術がうまくいっても満足することができないでしょう。

これまでの経験から、次のような人は、美容外科手術を受けないほうがいいでしょう。

・人の意見に左右されやすい人
・物事の変化に対して、「よくなった面」より、「悪くなった面」ばかりに目が向いてしまう人
・なかなか「まぁ、いいか」と思うことができない人
・「これからどうするか」ではなく、もう終わったことについてクヨクヨ考えてしまう人

こんな例があります。
ある男性は、子どもの頃からあごが長いことがコンプレックスでした。電車に乗ると、みんなが自分のあごを見ているようで顔が上げられません。30歳の時、思い切ってあご関節症の名医にあごを短くする手術を受けました。あごの骨を削るだけでなく、矯正歯科医による歯の術前矯正を受けました。かみ合わせ機能にも十分に配慮した、長期に渡る大きな手術でした。医師は全力を尽くし、手術は見事に成功。男性も思いどおりになって満足していました。

ところが、話はここで終わりません。

男性が職場に戻ると、同僚たちが「どうしたの、前の方がよかったよ」「長いあごがお前のトレードマークだったのに、魅力なくなっちゃったよ」と口々に言います。おもしろ半分だったかもしれません。きれいになった男性に対する嫉妬心だったかもしれません。

元々、主体性がなく人の言辞に左右される性格だったのでしょう。男性は「この手術は失敗だった、元に戻して欲しい」と医師にクレームをつけはじめました。「あなたの希望通りに手術をして、あなたも満足していたではないですか」と言っても一向に聞きません。

元に戻す手術は、最初の手術よりさらに難しく、時間も手間もかかります。男性が受けた手術は現実問題として元に戻すことは、不可能でした。手術は成功したにもかかわらず、男性は不満足のまま、医師もがっかりしたまま、この美容外科手術は幕を閉じました。

これほど極端でなくても、似たような例は数えきれません。二重まぶたの手術をして本人は大満足の女性。ところが親友（と彼女が思っている女性）が会うたびに「似合わない」と言うので、泣く泣く元に戻す手術を受けることになりました。多くは「親友」や「周囲」の嫉妬心が原因なのですが……。

うまくいったのに「元に戻してほしい」「こんなはずじゃなかった」と言われると、医師もがっかりしてしまいます。これらの性格に当てはまる人は、美容外科手術に向いていません。そうなると自分も医師も不幸になりますので、受ける前によく見極めてください。

付録1

美容医療
信頼の
名医リスト

本書では何度も繰り返し、「美容医療は最初の医師選びが肝心」とお伝えしてきました。この付録では、私が次ページの基準により選んだ医師を90人紹介するリストを掲載します。あなたの医師選びの参考になれば幸いです。

ただし、優秀な美容外科医としての基準を満たしていても、すべての患者にとって100％「名医」とは限りません。

あなたとの相性や、デザインセンスが合うかどうか。面倒と思われるかもしれませんが、これらのリストやほかの方法で選んだ医師3人以上のカウンセリングを受け、自分で納得してから治療を受けることを強くおすすめします。

名医リスト選考基準

□経歴・所属

1—形成外科、一般外科などで、外科の研修を受けていること
2—日本形成外科学会の正会員であること
3—美容外科医としての研修を受け、技術・経験を積んでいること

□治療方針

4—カウンセリングを丁寧に行い、患者との合意（インフォームド・コンセント）の上に手術を行っていること
5—身体の機能を無視した手術を行わないこと
6—リスト掲載の医師が直接、あるいは直接指導の下に手術が行われていること
7—常に最新の世界的レベルの高い技術の習得に努めていること
8—不得意な手術などについては、優れた技術を持つ他の医師に紹介する判断力と、コ

ミュニケーション力を持っていること

9ー アフターケアや修正などに、誠意をもって対応していること

□ **宣伝方法など**

10ー 誇大広告、誘導サイトなど、患者を集めるために、医学常識・一般常識をはずれた広告活動をしていないこと

11ー 院長としてスタッフの指導・養成など、その美容外科医院全般に責任を持たない「広告塔」として、名前だけを出していないこと

以上の基準に基づいて、私、大竹奉一が責任を持ち、掲載料・広告料・協力費などとは一切関係なく作成したものです。

※そのほか、日本美容外科学会（JSAPS）総会での発表、（株）全日本病院出版会発行の美容外科情報誌「ペパーズ」などの執筆者、信頼できる美容外科医の推薦、私のサイトに送られてくるメールによる相談などを参考にしました。
※掲載順は、地域別、医師の五十音順です。
※医院名、肩書きなど、変更になっている場合があります。必ずご自身でネット・電話問い合わせなどで確認してください。
※本書の3章でも述べている通り、大学病院では医師を指名して治療を受けられない場合があります。あらかじめ了承の上、治療を受けてください。

北海道

医師名	所属／肩書	おもな診療科目
新冨芳尚	蘇春堂（ソシュンドウ）形成外科 理事長	若返り、形成・美容全般、特に眼瞼・胸・腋臭
	住所	電話番号	筆者コメント
	北海道札幌市中央区南1条西4丁目大手町ビル2階	011-222-7681	美容外科・形成外科全般にわたり、日本のトップレベルの実力

医師名	所属／肩書	おもな診療科目
野平久仁彦	蘇春堂形成外科院長	豊胸術、乳房形成術、眼瞼下垂、整鼻術、フェイスリフト、シワ取り
	住所	電話番号	筆者コメント
	北海道札幌市中央区南1条西4丁目大手町ビル2階	011-222-7681	乳房再建では日本のトップレベル

医師名	所属／肩書	おもな診療科目
松本敏明	札幌スキンケアクリニック院長	アザ・シミなどのレーザー治療、レーザー脱毛、電気針脱毛ほか
	住所	電話番号	筆者コメント
	北海道札幌市北区北9条西3丁目　パワービル札幌駅前3階	011-728-4103	乳幼児のアザ治療に経験が深い

東北

医師名	所属／肩書	おもな診療科目
小林誠一郎 凸	岩手医科大学附属病院 形成外科医学部長・教授・診療科部長	内視鏡手術、乳房再建、頭蓋顔面顎変形症、漏斗胸、美容外科
	住所	電話番号	筆者コメント
	岩手県盛岡市内丸19-1	019-651-5111	優れた形成外科の技術を美容外科に生かした最新技術に定評

医師名	所属／肩書	おもな診療科目
依田拓之	よだ形成外科クリニック院長	美容外科全般(保険診療可)
	住所	電話番号	筆者コメント
	宮城県仙台市青葉区花京院1-1-6 Ever-i仙台駅前2階	022-266-1120（予約専用）	患者の経済的負担も考慮してくれる良心的なクリニック

凸 …… 大学付属病院
♀ …… 女医

関東

医師名	所属／肩書	おもな診療科目
石川修一	横浜ベイクリニック院長	眼瞼形成、鼻形成、シワ取りケミカルピーリング、永久脱毛、レーザー治療（青アザ除去、脱毛など）
	住所	電話番号	筆者コメント
	神奈川県横浜市神奈川区三ツ沢上町2-18ジアバンスビル201	0120-045-219	患者本位の治療がモットー

医師名	所属／肩書	おもな診療科目
一瀬正治 △	医療法人社団 菊田会 習志野第一病院副院長	美容外科眼瞼形成、鼻形成、各種シワ取り術、顔面輪郭修正、乳房形成、脂肪吸引・注入など
	住所	電話番号	筆者コメント
	千葉県習志野市津田沼5-5-25	047-454-1511（代）	形成外科に基づいた安全確実な美容外科医院

医師名	所属／肩書	おもな診療科目
今川賢一郎	ヨコ美クリニック	男性脱毛症、女性脱毛症、傷跡・眉毛・まつ毛への植毛など
	住所	電話番号	筆者コメント
	神奈川県横浜市西区北幸2-1-22ナガオカビル8階	045-311-8811	自毛植毛の第一人者

医師名	所属／肩書	おもな診療科目
岩波正陽	新横浜形成クリニック院長	重瞼術、陥没乳頭、シワ伸ばし、ホクロ取り、腋臭症、刺青除去、ケミカルピーリング、永久脱毛、美容外科全般、形成外科、皮膚科
	住所	電話番号	筆者コメント
	神奈川県横浜市港北区新横浜2-17-11アイシスプラザ2階	045-471-2228	誠実で信頼できるベテラン医師

医師名	所属／肩書	おもな診療科目
佐藤兼重 △	千葉大学医学部形成・美容外科教授	顔面、輪郭、眼瞼シワ取り、整鼻術、フェイスリフト、形成外科・美容外科全般
	住所	電話番号	筆者コメント
	千葉県千葉市中央区亥鼻1-8-1	043-222-7171	顔面・輪郭などのプロ。形成外科・美容外科全般に、高い技術を持つ

医師名	所属／肩書	おもな診療科目	住所	電話番号	筆者コメント
高橋範夫 凸	埼玉医科大学かわごえクリニック診療責任者	顔面輪郭形成術、乳房再建、外鼻形成術、眼瞼手術（眼瞼下垂）、腹壁形成術、フェイスリフト、乳房形成術、脂肪吸引・注入、その他美容外科、美容皮膚科、抗加齢医療一般	埼玉県川越市脇田本町21-7	049-238-8111（代）	科学的根拠に基づいた、普遍的な治療。大学における美容外科診療のあるべき姿を目標に
宮坂宗男 凸	東海大学医学部形成外科教授	母斑に対するレーザー治療、マイクロサージャリーによる再建	神奈川県伊勢原市下糟屋143	0463-93-1121	レーザー治療の日本のトップレベル
山下理絵 凸♀	湘南鎌倉総合病院形成外科美容外科部長	レーザー（アザ、シミ、シワ、刺青、脱毛、その他）、ケミカルピーリング、スキンケア（老化・ニキビ対策）、シワ取り手術、杉成外科・美容外科全般	神奈川県鎌倉市岡本1370番1	0467-46-1717	美肌治療の第一人者

東京

医師名	所属／肩書	おもな診療科目	住所	電話番号	筆者コメント
青木律	グリーンウッドスキンクリニック立川院長	上下眼瞼形成、各種シワとり手術、鼻形成手術、脂肪吸引・注入、レーザー、ラジオ波などによる非侵襲的美容医療、ヒアルロン酸注入、ボトックス注射、メディカルスキンケア、アンチエイジング診療	東京都立川市柴崎町3-11-20	042-523-2300	美容外科全般に定評あり。特に、メスを使わない治療やスキンケアが得意

凸…… 大学付属病院
♀…… 女医

医師名	所属／肩書	おもな診療科目
秋月種高 ♂	東京警察病院 形成外科部長	顔面骨骨折、頭蓋顔面顎変形症、口唇裂口蓋裂、美容外科・形成外科全般
	住所	電話番号	筆者コメント
	東京都千代田区富士見2-10-41	03-3263-1371	「患者さんの立場に立った治療」がモットー

医師名	所属／肩書	おもな診療科目
阿部 浩一郎	青山研美会クリニック理事長	形成外科・美容外科・皮膚科腋臭症・多汗症、重瞼術、眼瞼シワ取り、ケミカルピーリング、レーザー
	住所	電話番号	筆者コメント
	東京都渋谷区神宮前3-42-16 コッポラススクエア2F・3F	03-5413-1777	患者本位の治療と丁寧なアフターケアに定評がある

医師名	所属／肩書	おもな診療科目
池田欣生	東京皮膚科・形成外科 銀座院院長	美容外科、美容皮膚科、形成外科
	住所	電話番号	筆者コメント
	東京都中央区銀座2-11-8 DUPLEX GINZA TOWER 3階	03-3545-8000	「元に戻せる美容外科治療がベスト」「整形美人でなく個性を活かした若いときの顔に」など ユニークな発想で患者本位の治療を行う

医師名	所属／肩書	おもな診療科目
岩平佳子 ♀	ブレストサージャリークリニック理事長	乳房再建、ティッシュエキスパンダー(皮膚拡張術)、美容外科
	住所	電話番号	筆者コメント
	東京都港区高輪2-21-43 YCC高輪ビル2階	03-5793-5070	女性の立場に立った乳房再建が特長

医師名	所属／肩書	おもな診療科目
宇津木 龍一	クリニック宇津木流 院長	フェイスリフトを中心に、まぶたのシワ取りなどの若返り。ケミカルピーリング、レーザーピーリング、コラーゲン注入、ボトックスなど、アンチエイジング
	住所	電話番号	筆者コメント
	東京都千代田区内幸町1-1-1 帝国ホテルタワー8階	03-3509-6210	化粧品なしの美肌、シャンプーをしない美しい髪の提唱者

医師名	所属／肩書	おもな診療科目
大久保正智	等々力皮フ科形成外科院長（日本医科大附属第二病院兼任講師）	ケミカルピーリング、レーザー(アザ、シミ、刺青、その他)レーザー脱毛、形成外科、美容外科全般
	住所	電話番号	筆者コメント
	東京都世田谷区等々力3-6-15 ナノックスビル302	03-3701-5785	確かな技術と気さくな人柄

医師名	所属／肩書	おもな診療科目
大城俊夫	大城クリニック理事長	レーザー治療、形成外科、美容外科、リハビリテーション科、婦人科、耳鼻咽喉科
	住所	電話番号	筆者コメント
	東京都新宿区信濃町34 JR信濃町駅ビル2階	(初診専用ダイヤル) 0120-70-0046 (再診の方) 03-3352-0046	日本のレーザー治療の第一人者

医師名	所属／肩書	おもな診療科目
大竹尚之 凸	聖路加国際病院 形成外科部長	形成外科、美容外科
	住所	電話番号	筆者コメント
	東京都中央区明石町9-1	03-5550-7120 (予約センター)	患者さんと同じ視点にたった診察と丁寧な手術に定評

医師名	所属／肩書	おもな診療科目
櫛方暢晴	セラクリニック院長	レーザー治療を中心に、スキンケア、脱毛、腋臭症など、オールマイティーな治療
	住所	電話番号	筆者コメント
	東京都渋谷区代官山町17-1 代官山アドレスザタワー302	03-3462-0833	患者さんの幸せをいちばんに考えた治療に定評あり

医師名	所属／肩書	おもな診療科目
久保田賢子 ♀	たか子クリニック院長	重瞼術、スキンケア、ケミカルピーリング、レーザー脱毛
	住所	電話番号	筆者コメント
	東京都渋谷区桜丘町16-14 ドルチェ渋谷6階	03-5459-7943	母娘2代の患者も通う信頼の医師。保険診療も可能

医師名	所属／肩書	おもな診療科目
酒井成身 ⌂	国際医療福祉大学 三田病院 形成外科教授	乳房再建、ティッシュエキスパンダー（皮膚拡張術）、美容外科・形成外科全般
	住所	電話番号	筆者コメント
	東京都港区三田1-4-3	03-3451-8121	乳房再建の名医

医師名	所属／肩書	おもな診療科目
酒井倫明	酒井形成外科院長（昭和大学形成外科美容外科非常勤講師）	美容外科全般
	住所	電話番号	筆者コメント
	東京都豊島区北大塚2-3-1	03-3576-7788	昭和大学関連の美容外科医院として、最新の安全・安心医療を提供

医師名	所属／肩書	おもな診療科目
白壁征夫	サフォクリニック院長	フェイスリフト、各種シワ取り手術、メディカルスキンケア、隆鼻術、眼瞼形成、乳房手術、抗老化医療
	住所	電話番号	筆者コメント
	東京都港区六本木5-17-16 1階／B1階	0120-786-734	世界レベルの美容外科医療・アンチエイジング医療で、日本の美容外科医療をリードしている

医師名	所属／肩書	おもな診療科目
菅原康志	リラ・クラニオフェイシャルクリニック	顔面骨骨折、整鼻術など美容外科全般
	住所	電話番号	筆者コメント
	東京都中央区銀座2-4-19 浅野第3ビル5階	03-5524-1189	形成外科の骨に関する治療のプロ中のプロが、その技術を美容外科に応用

医師名	所属／肩書	おもな診療科目
高田好章	真崎医院	顔面および乳房の美容手術、美容手術後の醜形の修正
	住所	電話番号	筆者コメント
	東京都渋谷区猿楽町9-8 URBAN PARK代官山Ⅰ 101	03-5428-4225	顔面、乳房の美容外科、美容外科手術後の修正手術

⌂ …… 大学付属病院
♀ …… 女医

医師名	所属／肩書	おもな診療科目
新橋武	新橋形成外科クリニック 院長	レーザー治療、フェイシャルジュビネーション治療、ケミカルピーリング、顔面美容外科
	住所	電話番号	筆者コメント
	東京都武蔵野市吉祥寺本町2-1-7 吉祥寺DMビル3階	0120-29-0559	皮膚レーザー治療のスペシャリスト

医師名	所属／肩書	おもな診療科目
鈴木芳郎	ドクタースパ・クリニック 院長	フェイスリフト手術、各種シワ取り手術、眼瞼手術、外鼻形成術、豊胸術、脂肪吸引・注入、ヒアルロン酸注入、ボトックス治療、レーザー脱毛、各種スキンケア、育毛治療、再生医療
	住所	電話番号	筆者コメント
	東京都渋谷区恵比寿西2-21-4 代官山パークス2F	0120-022-118	フェイスリフトを中心とした若返り治療に定評

医師名	所属／肩書	おもな診療科目
征矢野 進一	神田美容外科形成外科医院 院長	コラーゲン注入法、フェイスリフト、豊胸術、へそ
	住所	電話番号	筆者コメント
	東京都千代田区鍛冶町2-7-2 後藤ビル7階	03-3257-0111	コラーゲン注入、ヒアルロン酸注入のスペシャリスト。繊細で丁寧な治療には定評がある

医師名	所属／肩書	おもな診療科目
杉野宏子	青山エルクリニック院長（順天堂大学医学部形成外科非常勤講師）	ボットックス、ヒアルロン酸注入、レーザー治療（脱毛、シミ、シワ、ほくろ）、アンチエイジング（フォトフェイシャル、サーマクール、タイタン、フラクセル）、脂肪融解注射、APTOS手術、重瞼術、上下眼瞼シワとり術、乳房再建術
	住所	電話番号	筆者コメント
	東京都港区南青山5-10-6 テラアシオス表参道ビル5階	03-5766-1213	丁寧なカウンセリングと女医ならではの繊細さが評判

医師名	所属／肩書	おもな診療科目
高梨真教	タカナシクリニック新宿 院長	二重、目元、鼻、脂肪吸引、アンチエイジングなど、美容外科全般
	住所	電話番号	筆者コメント
	東京都新宿区新宿4-3-15 レイフラット新宿2階	03-5366-8920	丁寧なカウンセリングで、患者さんの個性を生かす顔づくりが得意

医師名	所属／肩書	おもな診療科目	住所	電話番号	筆者コメント
多久嶋《たくしま》亮彦	杏林大学医学部附属病院形成外科・美容外科教授	マイクロサージャリー、顔面神経麻痺、再建外科、美容外科	東京都三鷹市新川6-20-2	0422-47-5511	ベストな治療の提供を丁寧に行う
鶴切一三	つるきり形成・皮フ科院長	童瞼術、シワ取り、フェイスリフト	東京都目黒区自由が丘1-8-5 村上ビル2階	03-3725-1717	二重まぶた手術の第一人者
戸佐眞弓	まゆみクリニック院長	ケミカルピーリング、レーザー療法（脱毛、シミ、アザ）スキンケア	東京都港区南青山2-22-2 クインビル2F	03-3404-0668	ケミカルピーリングのスペシャリスト。女性本位の治療
中北信昭	自由が丘クリニック院長	形成外科・美容外科（眼瞼形成、鼻形成、顔面若返り手術、顔面骨格形成、顎変形症、顔面先天異常など）	東京都目黒区八雲3-12-10 パークヴィラ2F	0800-808-8200	時間をかけた丁寧なカウンセリングが受けられる
南雲《なぐも》吉則	ナグモクリニック総院長	乳房の美容全般（乳がん手術から再建を含む）	東京都千代田区三番町3-10 乳房再建センタービル	03-6261-3251	乳房のスペシャリスト

…… 大学付属病院
…… 女医

医師名	所属／肩書	おもな診療科目
西山 真一郎	西山美容・形成外科医院 院長	形成外科、美容外科（重瞼術、眼瞼のシワ・タルミ取り、脱毛、腋臭、美容外科全般）
	住所	電話番号	筆者コメント
	東京都豊島区南池袋1-24-6 深野ビル3階	03-3989-1319	人格・技術ともに優れ、特に二重まぶた、若返り手術に経験が深い

医師名	所属／肩書	おもな診療科目
野崎幹弘 凸	東京女子医科大学形成外科名誉教授	熱傷、マイクロサージャリー、頭頸部再建、乳房再建、美容外科・形成外科全般
	住所	電話番号	筆者コメント
	東京都新宿区河田町8-1	03-3353-8111	熱傷などが専門だが、美容外科医としてもトップレベル

医師名	所属／肩書	おもな診療科目
波利井清紀 凸	杏林大学医学部附属病院形成外科・美容外科教授（東京大学名誉教授）	頭頸部再建、ティッシュエキスパンダー（皮膚拡張術）、乳房再建、外鼻変形、形成外科・美容外科全般
	住所	電話番号	筆者コメント
	三鷹市新川6-20-2	0422-47-5511	がん切除後の頭頸部再建では日本のトップ。その経験と技術を活かした美容外科治療も高レベル

医師名	所属／肩書	おもな診療科目
百束比古 凸	日本医科大学形成外科教授 ※診療については、個人ホームページの「診療対応施設」をご確認ください	マイクロサージャリー、レーザー、皮膚悪性腫瘍、瘢痕とケロイド、美容外科・形成外科全般
	住所	電話番号	筆者コメント
	※複数医院に勤務のため、個人ホームページの「診療対応施設」をご確認ください		美容外科治療と修正のベテラン

医師名	所属／肩書	おもな診療科目
広比利次	リッツ美容外科東京院院長	顔面輪郭形成手術、美容外科手術全般
	住所	電話番号	筆者コメント
	東京都渋谷区恵比寿南1-7-8 恵比寿サウスワン2階	0120-628-662	顔面輪郭手術などメスさばきに定評あり

医師名	所属／肩書	おもな診療科目
福田慶三	ヴェリテクリニック 銀座 院長	鼻の手術、フェイスリフト、西洋人顔にする手術
	住所	電話番号	筆者コメント
	東京都中央区銀座5-5-7 ニュー銀座ビル6号館2階	0120-883-250	メスさばきに定評あり

医師名	所属／肩書	おもな診療科目
古山登隆	自由が丘クリニック理事長	スキンケア、フェイスリフト、ケミカルピーリング、レーザー、美容外科、形成外科、皮膚科
	住所	電話番号	筆者コメント
	東京都目黒区八雲3-12-10 パークヴィラ2階	0800-808-8200	患者本位の治療を提供

医師名	所属／肩書	おもな診療科目
保阪善昭	東京クリニック形成外科・美容外科センターセンター長(昭和大学名誉教授)	鼻形成術、眼瞼形成術、輪郭形成術、シワ取り手術、乳房手術、口唇口蓋裂手術、耳介再建術
	住所	電話番号	筆者コメント
	東京都千代田区大手町2-2-1 新大手町ビル	03-3516-7151	美容外科全般の超ベテラン

医師名	所属／肩書	おもな診療科目
真崎信行	真崎医院院長	脂肪吸引、眼瞼下垂など、美容外科全般
	住所	電話番号	筆者コメント
	東京都渋谷区猿楽町9-8 URBAN PARK代官山Ⅰ 101	03-5428-4225 0120-120-454 (フリーダイヤル)	脂肪吸引の第一人者

医師名	所属／肩書	おもな診療科目
丸山優	東邦大学医療センター大森病院形成外科 名誉教授	内視鏡手術、皮膚悪性腫瘍、瘢痕とケロイド、顔面神経麻痺、美容外科
	住所	電話番号	筆者コメント
	東京都大田区大森西6-11-1	03-3762-4151	患者一人一人の希望・症状に合わせたオーダーメイドの治療が得意

医師名	所属／肩書	おもな診療科目		
宮田成章	みやた形成外科・皮ふクリニック院長	ほくろ・シミ・シワ・タルミ等のレーザー・高周波治療、レーザー脱毛、入れ墨治療、眼瞼手術、各種シワ取り手術、その他美容外科一般、瘢痕修正、ケロイド治療、コラーゲン・ヒアルロン酸等注入、スキンケア、各種ピーリング		
	住所	電話番号	筆者コメント	
	東京都港区新橋2-5-11 NTKビル3F	03-5510-3931	肌の悩み、アンチエイジングなどメディカルスキンケアが得意	

医師名	所属／肩書	おもな診療科目	
吉本信也 ⌂	昭和大学医学部形成外科主任教授	口唇裂口蓋裂、美容外科	
	住所	電話番号	筆者コメント
	東京都品川区旗の台1-5-8	03-3784-8000	患者本位の丁寧な治療

医師名	所属／肩書	おもな診療科目	
吉村浩太郎 ⌂	東京大学医学部付属病院形成外科・美容外科講師（自治医科大学形成外科学教授）	「レチノイン酸」によるシミ・ニキビの最新療法、豊胸術、脂肪吸引、再生医療、美容外科全般	
	住所	電話番号	筆者コメント
	東京都文京区本郷7-3-1	03-3815-5411（代）	レチノイン酸治療など大学病院ならではの最新治療を提供

北陸・中部

医師名	所属／肩書	おもな診療科目	
市田正成	いちだクリニック院長	脂肪注入、吸引、重瞼術、隆鼻術、整鼻術、フェイスリフト、美容外科全般	
	住所	電話番号	筆者コメント
	岐阜県岐阜市清本町10-18	058-253-5911	脂肪注入では日本のトップレベル。最も症例が多い

⌂…… 大学付属病院
♀…… 女医

医師名	所属／肩書	おもな診療科目
大口春雄	八事石坂(やごといしざか)クリニック院長 (愛知医科大学形成外科非常勤講師)	目、鼻、シワ・タルミ、美肌など、美容外科全般
	住所	電話番号	筆者コメント
	愛知県名古屋市天白区八事石坂601カンピオーネ八事石坂1階	052-861-1929	美容外科全般に日本のトップレベル。カウンセリングも丁寧

医師名	所属／肩書	おもな診療科目
亀井康二	カメイクリニック院長	脱毛・アザ・シミ・刺青・瘢痕などのレーザー治療、二重瞼、わきが、隆鼻術、脂肪注入、脂肪吸引
	住所	電話番号	筆者コメント
	富山県高岡市京田441-1	0766-29-2555	飾らない人柄と確かな腕

医師名	所属／肩書	おもな診療科目
川上重彦 凸	金沢医科大学病院病院長	形成外科一般、頭蓋顎顔面外科、熱傷、唇裂・口蓋裂外科、美容外科
	住所	電話番号	筆者コメント
	石川県河北郡内灘町大学1-1	076-286-3511	顔面・輪郭の手術をはじめ、日本のトップレベル

医師名	所属／肩書	おもな診療科目
林洋司	林形成外科クリニック・北陸レーザー研究所院長	レーザー治療(シミ、アザ、シワ、刺青、脱毛など)。皮膚の若返り、ニキビ跡、腋臭症など
	住所	電話番号	筆者コメント
	石川県金沢市西念2-30-3	076-262-2333	レーザー治療のプロ

医師名	所属／肩書	おもな診療科目
東山卓嗣	ひがしやまクリニック院長	重瞼術、スキンケア、ケミカルピーリング、腋臭症、美容外科全般、形成外科、皮膚科
	住所	電話番号	筆者コメント
	石川県金沢市泉野出町1-19-20	076-280-7773	患者の健康と幸せを第一にした丁寧な治療

医師名	所属／肩書	おもな診療科目
李政秀	ヴェリテクリニック名古屋院院長	豊胸術を中心に目・鼻など、美容外科全般
	住所	電話番号	筆者コメント
	愛知県名古屋市中村区名駅4-6-23 第三堀内ビル11階	0120-451-170	豊胸術では日本のトップレベル

関西

医師名	所属／肩書	おもな診療科目
一瀬晃洋 ♀	神戸大学医学部付属病院美容外科　准教授・診療科長	形成外科・美容外科全般
	住所	電話番号	筆者コメント
	兵庫県神戸市 中央区楠町7-5-2	078-382-5822	大学病院ではじめて美容外科全般を診療できる病院として注目されている

医師名	所属／肩書	おもな診療科目
葛西健一郎	葛西形成外科院長	レーザー治療。赤あざ、イチゴ状血管腫、青あざの太田母斑、蒙古斑、茶色いあざ、扁平母斑、色素性母斑。ほくろ、いぼ、にきびあと、汗管腫、毛細血管拡張、赤いぼ、刺青の除去、目立つ傷あとの切除など
	住所	電話番号	筆者コメント
	大阪府大阪市中央区本町3-6-4 本町ガーデンシティ2階	06-6251-2217	あざ、シミのレザー治療のスペシャリスト

医師名	所属／肩書	おもな診療科目
衣笠哲雄	きぬがさクリニック総院長	美容外科、形成外科、皮膚科、脱毛（レーザー、針脱毛）、ピアスほか
	住所	電話番号	筆者コメント
	大阪府大阪市中央区難波4-7-6　R2ビル	0120-77-5511	レーザー脱毛、電気針脱毛、ピアス、皮ふ治療などに優れた技術と経験

凸 …… 大学付属病院
♀ …… 女医

医師名	所属／肩書	おもな診療科目	
杉本 庸 (いさお)	杉本美容形成外科 副院長	整鼻術、フェイスリフト、フォトフェイシャル、豊胸術、電気脱毛など、美容外科全般	
	住所	電話番号	筆者コメント
	兵庫県神戸市中央区琴ノ緒町5-4-10	0120-962-972	神戸大学附属病院 美容外科の関連施設として、連携している

医師名	所属／肩書	おもな診療科目	
鈴木晴恵	鈴木形成外科院長	フォト・レジュビネイション(光治療)、フィラー(ヒアルロン酸・ヒト培養コラーゲン・自家脂肪注入)・Botox・プラセンタ注射、レーザー、眼瞼形成(眼瞼下垂・タルミとり)、スレッドリフト、光脱毛・針脱毛、ケミカルピーリング、エステ、外用剤・サプリメントの開発	
	住所	電話番号	筆者コメント
	京都府京都市東山区大橋町89-1	075-752-1533	女性の皮膚治療では日本のトップレベル。患者本位の丁寧な治療

医師名	所属／肩書	おもな診療科目	
高柳進	メガクリニック院長	乳房(豊胸術)、重瞼術、脂肪吸引・脂肪注入、シワ取り、隆鼻術、整鼻術	
	住所	電話番号	筆者コメント
	大阪府大阪市東淀川区東中島1-18-5 新大阪丸ビル2階	06-6370-0112	豊胸術をはじめ、美容外科全般にわたり優れた技術と経験

医師名	所属／肩書	おもな診療科目	
塚原孝浩	つかはらクリニック	周波治療(サーマクール等)、フラクショナルレーザー。多汗症、腋臭症治療器「ミ ラドライ」の臨床治療、スキンケアから手術までオールマイティーな治療	
	住所	電話番号	筆者コメント
	大阪府大阪市天王寺区悲田院町9-20 阿倍野橋ビル3階	06-6772-2002	安全で確実な施術を行うことを第一に、レベルの高い治療を行う

医師名	所属／肩書	おもな診療科目	
出口正巳	カリスクリニック院長	眼瞼シワ取り、フェイスリフト、脂肪吸引術	
	住所	電話番号	筆者コメント
	大阪府大阪市北区梅田2-4-37 4F	0120-7867-48	確かな理解と同意を得た上で治療することがモットー

医師名	所属／肩書	おもな診療科目
土井秀明	こまちクリニック院長	眼瞼手術、各種シワ取り手術、ヒアルロン酸注入、ボトックス治療、脂肪注入、ワキガ、多汗症、各種レーザー治療、ケミカルピーリング、ケロイド治療

住所	電話番号	筆者コメント
大阪府大阪市都島区東野田町2-9-7 K2ビル2階	06-6881-2595	個人個人を大切にし、患者にいちばん合った治療を提供

医師名	所属／肩書	おもな診療科目
中西雄二	大阪ワイエス美容外科クリニック院長	顔の輪郭形成、小顔形成、女顔にする手術(女性をさらに女性らしく、又は、男性を女性にする)が得意。そのほか美容外科全般

住所	電話番号	筆者コメント
大阪府大阪市北区曽根崎新地1-3-26ぐらんぱれビル5階	06-6341-5037	輪郭・小顔をはじめ、美容外科全般にわたり日本のトップレベル。修正にも意欲的に取り組み、医師としての倫理観も高い

医師名	所属／肩書	おもな診療科目
林寛子	烏丸姉小路クリニック院長	傷跡・やけど・ケロイド、眼瞼下垂など、形成外科全般、シミ・シワ・タルミ、二重瞼など美容外科全般、メディカルエステ

住所	電話番号	筆者コメント
京都府京都市中京区烏丸通姉小路下ル 場之町599 CUBE OIKE 3階	075-229-6388	美肌治療には定評がある

医師名	所属／肩書	おもな診療科目
原元	原元クリニック院長	鼻の形成・眼瞼の形成を中心とした形成外科・美容外科

住所	電話番号	筆者コメント
兵庫県神戸市東灘区森南町1-13-13 シャンボール WAKAKUSA 甲南山手駅前201	078-453-7110	安全で自然な仕上りと雰囲気のよいクリニック

医師名	所属／肩書	おもな診療科目
矢野健二	大阪大学医学部形成外科寄附講座教授	乳癌術後の乳房再建手術。 大阪大学医学部「美容外科医療相談外来」

住所	電話番号	筆者コメント
大阪府吹田市山田丘2-2	06-6879-5111	乳癌術後の乳房再建手術が専門。この分野ではトップレベル

中国・四国

医師名	所属／肩書	おもな診療科目
緒方茂寛	おがた形成外科院長	フェイスリフト、眼瞼、鼻、乳房、レーザー療法など
	住所	電話番号	筆者コメント
	愛媛県松山市一番町1-14-4	089-921-5530	患者本位の丁寧な治療

医師名	所属／肩書	おもな診療科目
権成基 (クォンソンギ)	こんスキンケアクリニック院長	レーザー治療(アザ、シミ)、レーザー脱毛、ケミカルピーリング・マイクロ波等による、ニキビ・シワ・くすみ等の治療、重瞼等の美容外科手術
	住所	電話番号	筆者コメント
	香川県高松市今里町4-6	087-869-7800	スキンケアのプロ

医師名	所属／肩書	おもな診療科目
毛山章 (けやま)	毛山病院院長	重瞼術、顔面骨格、豊胸術、形成外科、美容外科全般、外科、内科、皮膚科、消化器科、呼吸器科、器官食道科、肛門科
	住所	電話番号	筆者コメント
	高知県高知市知寄町1-2-2	088-883-0515	患者に十分説明した、親切、丁寧な治療

医師名	所属／肩書	おもな診療科目
中西秀樹	田岡病院 (徳島大学名誉教授)	皮膚移植、ティッシュエキスパンダー(皮膚拡張術)、マイクロサージャリー、レーザー、形成外科全般
	住所	電話番号	筆者コメント
	徳島県徳島市万代町4-2-2	088-622-7788	形成外科としての高い技術による安心の治療

医師名	所属／肩書	おもな診療科目
林原伸治	林原医院理事長・院長	火傷・傷跡、皮膚腫瘍、あざなど形成外科全般、シミ・そばかす、刺青、鼻、二重瞼、フェイスリフトなど美容外科全般
	住所	電話番号	筆者コメント
	鳥取県米子市博労町4-360	0859-33-2210	美容外科治療(アンチエイジング)、レーザー治療には、最新の機器、治療技術を導入。最先端の治療(各種保険適用可)

医師名	所属／肩書	おもな診療科目
林道義	林形成外科・美容外科院長	顔面（前額、眼瞼、鼻、頬）、躯幹（乳房、乳頭、腹部）、肢（上肢、下肢）、その他（脱毛、腋臭、傷痕など）の美容外科全般

住所	電話番号	筆者コメント
岡山県岡山市本町1-16 駅前ビル8階	086-233-8841	詳細な術前説明と丁寧な手術

医師名	所属／肩書	おもな診療科目
宮本義洋	宮本形成外科院長	シワ取り、眼瞼形成、鼻形成、レーザー治療（脱毛、シミ、アザ）、脂肪吸引・注入、乳房（形成・再建）、顔面骨形成術、骨延長ほか

住所	電話番号	筆者コメント
広島県広島市南区段原南2-3-22	082-264-8800	患者の満足と幸せの追求をだいいちに考える医師

九州・沖縄

医師名	所属／肩書	おもな診療科目
新垣実	新垣形成外科	顔の美容外科治療（重瞼・鼻形成術・各種シワ取り術・フェザーリフトなど）、体幹部の美容外科治療（腋臭症手術、メゾテラピー痩身治療など）、レーザー・光治療（アザ・ホクロ・シミ・刺青除去、皮膚の若返り、タルミの引き締め）、メディカルスキンケア（ケミカルピーリング・トレチノイン療法・イオン導入法・超音波導入法）、育毛治療（真空含浸治療・内服治療）、形成外科治療（瘢痕修正・小範囲の熱傷・外耳奇形・陥入爪など）

住所	電話番号	筆者コメント
沖縄県宜野湾市字宇地泊729番地	098-870-2990	安全性を重視しつつ、東京と変わらない水準の美容外科治療を提供することが信条

医師名	所属／肩書	おもな診療科目
新城憲《あらしろけん》	形成外科KC理事長・院長	乳房形成（乳癌後再建、豊胸、縮小・固定術）、眼瞼形成、フェイスリフト、腹壁形成

住所	電話番号	筆者コメント
沖縄県那覇市久茂地2-2-2 タイムスビル6階	098-866-5151	形成外科の確かな技術を美容外科に応用

凸…… 大学付属病院
♀…… 女医

医師名	所属／肩書	おもな診療科目
飯尾礼美	飯尾形成外科クリニック院長	若返り治療(タルミ取り手術、眼瞼形成術、ボトックス注射、ヒアルロン酸注射、フォトフェイシャル)、二重手術、鼻形成術、脂肪吸引術、豊胸術、腋臭症手術、瘢痕形成術、その他美容外科全般、スキンケア(ケミカルピーリング、ビタミンイオン導入)

住所	電話番号	筆者コメント
福岡県福岡市中央区天神1-3-38　天神121ビル9階	0120-611-039	患者本位の丁寧なカウンセリング・治療

医師名	所属／肩書	おもな診療科目
王丸《おうまる》光一	形成外科王丸クリニック院長	レーザー(アザ・シミ・ほくろ・脱毛)

住所	電話番号	筆者コメント
福岡県福岡市中央区六本松2-11-5	092-741-9123	10機種15台のレーザー治療装置を導入、広い範囲でレーザー治療が可能な総合レーザークリニック

医師名	所属／肩書	おもな診療科目
大慈弥《おおじみ》裕之	福岡大学医学部形成外科主任教授・診療部長	形成外科・美容外科

住所	電話番号	筆者コメント
福岡県福岡市城南区七隈7-45-1	092-801-1011(内線2890)	抗加齢治療(アンチエイジング、シミ・シワ・老人性眼瞼下垂など)に力を入れた診療

医師名	所属／肩書	おもな診療科目
小住《おずみ》和徳	OZUMIクリニック院長	重瞼術、隆鼻術、整鼻術、フェイスリフト、顔面骨格、豊胸術、乳房縮小術、脂肪吸引術・注入術、口唇裂、瘢痕治療、腋臭症、多汗症、コラーゲン注入、レーザーによるスキンケア(シミ、シワ、アザ、ホクロなど)、レーザー脱毛

住所	電話番号	筆者コメント
福岡県北九州市小倉南区長行東2-14-11	093-452-1117	多くの手術法の中から、もっとも効果的で負担の少ない治療法を選ぶなど、丁寧な診断治療に定評

医師名	所属／肩書	おもな診療科目	
鬼塚圭子 ♀	さくら形成クリニック	美容関係(二重まぶた、I2PL(フォト治療)、レーザー治療、医療脱毛・ボトックス(シワ)、ヒアルロン酸(シワ)、ハイドロキノン、レチノイン酸、ピアス、巻き爪矯正	
	住所	電話番号	筆者コメント
	長崎県葉山1-44-1	095-855-0025	『メディカルエステ桜』も併設。美肌、美容外科全般

医師名	所属／肩書	おもな診療科目	
常多勝己	つねだ形成外科院長	形成外科、重瞼術、眼瞼下垂、コラーゲン注入、レーザー、レーザー脱毛、美容外科全般	
	住所	電話番号	筆者コメント
	長崎県長崎市古川町6-34	095-826-6565	患者の納得を得た治療

医師名	所属／肩書	おもな診療科目	
當山護	当山形成外科院長	植毛(単毛)、シワ取り、眼瞼形成、鼻形成、レーザー脱毛針脱毛、乳房形成、脂肪吸引注入、顔面骨形成、ケミカルピーリングほか	
	住所	電話番号	筆者コメント
	沖縄県那覇市久茂地2-11-18	098-867-2093	脱毛、シミ・シワ取り、眼瞼下垂など、沖縄の人に多い治療のほか、美容外科全般にわたり、優れた技術と深い経験

医師名	所属／肩書	おもな診療科目	
原口和久	原口クリニック院長	脂肪吸引、フェイスリフト、豊胸術、重瞼、隆鼻	
	住所	電話番号	筆者コメント
	福岡県福岡市博多区博多駅東1-12-5 博多大島ビル3階	0120-016-460	患者との信頼関係を大切にした治療

医師名	所属／肩書	おもな診療科目	
矢永博子 ♀	矢永クリニック院長	培養表皮によるニキビあと・瘢痕治療、脂肪吸引・脂肪注入、上下眼瞼シワとり、その他美容外科・形成外科全般	
	住所	電話番号	筆者コメント
	福岡県福岡市天神1-2-12 天神122ビル3F	092-737-1177	培養皮膚を使ったさまざまな治療で、日本のトップレベル

付録2

美容医療が受けられる大学附属病院リスト

最近では、多くの大学附属病院などでも美容医療が受けられるようになってきました。本書の3章で述べている通り、大学病院の大きな目的は「研究」と「教育」ですから、一般のクリニックで治療を受けるのとは違うという認識を持って受診してください。

おもに形成外科の中に美容外科を開設している病院が多いので、どのような治療が可能なのかについては、それぞれの病院に問い合わせて確認することをおすすめします。

北海道

病院名	科名
北海道大学病院	整容・美容外科
住所	**備考（診療内容・方針など）**
札幌市北区北14条西5丁目	アンチエイジング中心

宮城県

病院名	科名
東北大学病院	形成外科・美容外科
住所	**備考（診療内容・方針など）**
仙台市青葉区星陵町1-1	保険適応の範囲内の、シミなどに対するケミカルピーリング治療

新潟県

病院名	科名
新潟大学医歯学総合病院	形成外科
住所	**備考（診療内容・方針など）**
新潟市中央区旭町通一番町754	美容外科的な治療も

岩手県

病院名	科名
岩手医科大学付属病院	形成外科
住所	**備考（診療内容・方針など）**
盛岡市内丸19-1	美容外科も相談受付

千葉県

病院名	科名
千葉大学医学部附属病院	形成・美容外科
住所	**備考（診療内容・方針など）**
千葉市中央区亥鼻1-8-1	美容外科全般（顔面骨の輪郭形成手術、若返り手術、重瞼術、隆鼻術、乳房など） 佐藤兼重名誉教授は、顔面骨の輪郭形成手術の名医

病院名	科名
東邦大学医療センター佐倉病院	形成外科
住所	**備考（診療内容・方針など）**
佐倉市下志津564-1	機能および整容の両面から最も良い結果が得られる方法を選択して治療

茨城県

病院名	科名
筑波大学附属病院	形成外科(美容関連)
住所	**備考（診療内容・方針など）**
つくば市天久保2-1-1	保険診療できる、顔面瘢痕、乳房再建、腋臭症、加齢性眼瞼下垂などに対応。

病院名	科名
筑波大学附属病院水戸地域医療教育センター 茨城県厚生連総合病院　水戸協同病院	形成外科
住所	**備考（診療内容・方針など）**
水戸市宮町3-2-7	二重瞼、隆鼻、シワのばし、美容手術後の修正など美容外科治療に、多くの形成外科医を育ててきた経験を生かしながら丁寧な対応

埼玉県

病院名	科名
埼玉医科大学病院	形成外科・美容外科
住所	**備考（診療内容・方針など）**
入間郡毛呂山町毛呂本郷38	二重まぶた、眼瞼下垂、鼻、禿髪治療、輪郭、若返

病院名	科名
埼玉医科大学かわごえクリニック	形成外科・美容外科
住所	**備考（診療内容・方針など）**
川越市脇田本町21-7 学校法人埼玉医科大学川越ビル	二重まぶた、薄毛、局所脱毛の治療、肌のシミ・くすみ、あざなど

病院名	科名
埼玉医科大学総合医療センター	形成外科・美容外科
住所	**備考（診療内容・方針など）**
川越市鴨田1981	大学病院として正式に「美容外科」を標榜。手術療法を中心として、眼瞼、目のまわりの美容外科、フェイスリフトなど

東京都

病院名	科名
東京大学附属病院	形成外科・美容外科顎口腔外科・歯科矯正歯科
住所	**備考（診療内容・方針など）**
文京区本郷7-3-1	重瞼、フェイスリフト、脂肪吸引など美容外科全般と、特にシミ・シワ・あざのレーザー治療・トレチノイン外用療法。アンチエイジングが得意

病院名	科名
東京医科大学八王子医療センター	形成外科
住所	**備考（診療内容・方針など）**
八王子市館町1163番地	機能性と見た目を両立させる、ひとりひとりの患者さんあった治療

病院名	科名
東京女子医科大学東医療センター　日暮里クリニック	美容医療
住所	**備考（診療内容・方針など）**
荒川区西日暮里2-20-1 ステーションポートタワー	保険診療プラス、シミ、シワ、タルミなどに最新の医療用美容機器を導入した美容医療

病院名	科名
東京医科歯科大学	形成・美容外科
住所	**備考（診療内容・方針など）**
文京区湯島1-5-45	形成中心に、美容外科の相談にも

病院名	科名
日本医科大学病院	形成外科・再建外科・美容外科
住所	**備考（診療内容・方針など）**
文京区千駄木1-1-5	シミ・シワ・タルミに、注入治療・レーザー治療からフェイスリフト手術まで、総合的なアンチエイジング治療

病院名	科名
昭和大学病院	形成外科
住所	**備考（診療内容・方針など）**
品川区旗の台1-5-8	美容外科にも力を注ぐ。レーザー治療は5種類の装置が稼働しており、フォトフェイシャルやピーリング等の自費診療のレーザー照射以外に、約600件のレーザー治療

病院名	科名
東海大学医学部付属東京病院	形成外科
住所	**備考（診療内容・方針など）**
渋谷区代々木1-2-5	顔面のシワ取り術、重瞼術、隆鼻術、豊胸術、脂肪吸引術等の美容外科全般。谷野隆三郎名誉教授は、顎顔面外科の名医

病院名	科名
東京女子医科大学病院	形成外科
住所	**備考（診療内容・方針など）**
新宿区河田町8-1	あざやシミなどに対するレーザー治療やケミカルピーリング

病院名	科名
日本大学医学部附属板橋病院	形成外科
住所	**備考（診療内容・方針など）**
板橋区大谷口上町30-1	シミ・ソバカス・小じわ

病院名	科名
帝京大学医学部附属病院	美容外科外来
住所	**備考（診療内容・方針など）**
板橋区加賀2-11-1	傷跡の修正、シミとり、目元のクマ・タルミの改善、フェイスリフト、鼻の修正、顎前突などの顎変形、エラや頬骨の輪郭手術、刺青（入れ墨）・タトューの除去など

病院名	科名
北里大学北里研究所病院	形成・美容外科(美容医学)
住所	備考（診療内容・方針など）
港区白金5-9-1	形成外科と美容外科を標榜科とし、再建外科はもとより美容外科の診療も

病院名	科名
杏林大学医学部付属病院	形成外科・美容外科
住所	備考（診療内容・方針など）
三鷹市新川6-20-2	アンチエイジングを中心に、美容外科に幅広くアプローチ

神奈川県

病院名	科名
北里大学病院	形成外科・美容外科専門外来
住所	備考（診療内容・方針など）
相模原市南区北里1-15-1	美容外科全般を診療

病院名	科名
自治医科大学	形成外科・美容外科
住所	備考（診療内容・方針など）
下野市薬師寺3311-1	シミやタルミなどの老化の治療を中心に、また一重まぶた、けがの瘢痕、入れ墨やあざの治療などの美容外科一般の診療。吉村浩太郎教授

栃木県

病院名	科名
獨協医科大学病院	形成外科
住所	備考（診療内容・方針など）
下都賀郡壬生町北小林880	教授以下11名(臨床研修医除く)で広く形成外科一般について診療。美容外科もその一分野として診療

病院名	科名
国際医療福祉大学病院	美容外科
住所	備考（診療内容・方針など）
那須塩原市井口537-3	美容外科（ピアス、眼瞼下垂、レーザー脱毛、シミ取り、黒子取り、ケミカルピーリング、フォトフェイシャル（光治療））など。酒井成身教授は、乳房再建の名医

石川県

病院名	科名
金沢医科大学病院	形成外科　美容外科
住所	備考（診療内容・方針など）
河北郡内灘町大学1-1	二重まぶた、シミ・シワ治療、局部麻酔で可能な輪郭修正など

愛知県

病院名	科名
愛知医科大学病院	形成外科
住所	備考（診療内容・方針など）
長久手市岩作雁又1-1	隆鼻術、二重まぶた、皺取り、シミ、ピアス、刺青など

病院名	科名
藤田保健衛生大学病院	美容外科（相談）外来
住所	備考（診療内容・方針など）
豊明市沓掛町田楽ケ窪1-98	美容形成外科手術一般

和歌山県

病院名	科名
和歌山県立医科大学病院	皮膚科
住所	備考（診療内容・方針など）
和歌山市紀三井寺811-1	ケミカルピーリング、ボトックスとレーザー治療など

奈良県

病院名	科名
奈良県立医科大学	形成外科
住所	**備考（診療内容・方針など）**
橿原市四条町840	基本的には保険診療内での治療

大阪府

病院名	科名
近畿大学医学部附属病院	形成外科
住所	**備考（診療内容・方針など）**
大阪狭山市大野東377-2	フェイスリフト手術、豊胸術、二重、隆鼻術など

病院名	科名
関西医科大学付属病院	形成外科
住所	**備考（診療内容・方針など）**
枚方市新町2丁目3-1	眼瞼下垂、シミ、シワのアンチエイジング治療

兵庫県

病院名	科名
神戸大学医学部付属病院	美容外科
住所	**備考（診療内容・方針など）**
神戸市中央区楠町7-5-2	アンチエイジングを中心に、美容外科全般を治療。美容外科が専門診療科として設置されたのは国立では初めて

病院名	科名
兵庫医科大学	形成外科
住所	**備考（診療内容・方針など）**
西宮市武庫川町1-1	ワキ多汗症に対するボトックス治療など

徳島県

病院名	科名
徳島大学病院	形成外科・美容外科
住所	**備考（診療内容・方針など）**
徳島市蔵本町2-50-1	美容外来では、シミやくすみ、にきびなどに対する治療

香川県

病院名	科名
香川大学医学部附属病院	美容外科
住所	**備考（診療内容・方針など）**
木田郡三木町池戸1750-1	ニキビ、シミ、シワ、タルミ、二重まぶた、脱毛、ワキガなどに、広く対応

島根県

病院名	科名
島根大学医学部附属病院	皮膚科
住所	**備考（診療内容・方針など）**
出雲市塩冶町89-1	美容センターで、フォトフェイシャルが可能

岡山県

病院名	科名
川崎医科大学附属病院	形成外科・美容外科
住所	**備考（診療内容・方針など）**
倉敷市松島577	美容外科を開設し、関連病院でも美容外科外来を積極的に展開

福岡県

病院名	科名
福岡大学病院	形成外科・美容外科
住所	**備考（診療内容・方針など）**
福岡市城南区七隈7-45-1	皮膚科と共同で美容医療センターを設置。シミ、シワ、タルミなど、アンチエイジング美容医療

病院名	科名
福岡歯科大学医科歯科総合病院	口腔顔面美容医療センター／形成・美容外科
住所	**備考（診療内容・方針など）**
福岡市早良区田村2-15-1	口元・顔面全体の機能、審美治療を形成外科医と歯科医師が共同で、トータルに扱う口腔顔面美容医療センター開設

付録3

「もっと知りたい」人のための美容医療読書案内

美容外科受診体験記、美容外科をテーマにした小説、顔・美醜について書かれた本など、日本語で出版された美容医療関係の書籍は150冊近くを読み尽くしました。

それらの書籍に刺激され、啓蒙されて執筆した部分が本書にはたくさんあります。著者の方々に、深く感謝いたします。

それらの本の中から、もっと美容医療について知りたい方に読んでいただきたい本をご紹介します。多くの本が絶版となってしまっていますが、紹介しているのはどれも読み応えのある本ばかり。古書やAmazonのkindle版などで探してみてください。

「美」と「若さ」をお金で買う方法
私が試しつくした〝若返り医療〟の真相

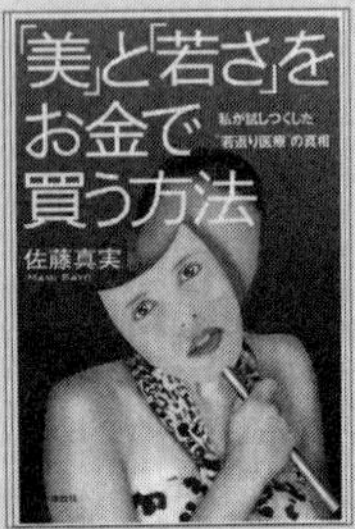

佐藤真実著・講談社刊
※絶版

中学時代から、顔がてかるのを気にして、大好きなアイスクリームを我慢するほど自分の美に敏感な著者による、生々しい美容外科体験記。都内短大を卒業後、商社を経て、コンパニオン、ナレーターとしてイベントにかかわり、フリーアナウンサーとしてFM局で活躍した著者が、受けてきた数々の美容外科手術の実態とは。はじめてのコラーゲン注射から、35歳でローンを組んで受けたフェイスリフト、さらにレーザーで下まぶたの脂肪を取って、シワができた失敗。そして手術依存症に……。

最後に彼女は、次のように告白している。

「『女の子の幸せの半分は、容姿にかかっている』、私が幼いころから思ってきたこの考え（は）…違っていたようだ。今はこう思っている。『女の子の幸せのほとんどは、愛し愛されることによって決まる』」

醜女の日記

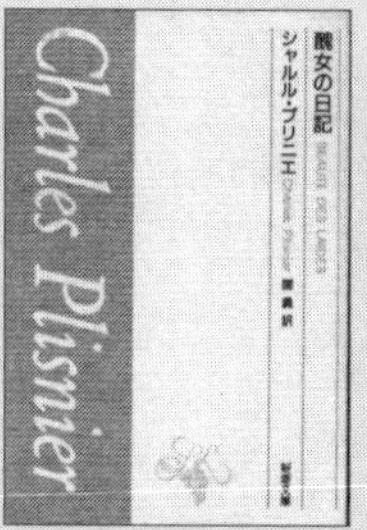

シャルル・プリニエ著・
新潮文庫
※絶版

あまりにも有名な、美容外科手術の術前・術後の小説。醜い（と思い込んでいる）がゆえに、恋人の愛を信じられず、劣等感に満ちた日々を送っているソプラノ歌手サビーヌ。恋人の長期旅行中に美容外科手術を受けて美女に変貌する。しかし、男は、彼女の個性的な陰影を愛していた。旅行から帰ってきた男から捨てられて、彼女は鉄道自殺をしてしまう。容貌と心の問題を深く考えさせられる一冊。

テティスの逆鱗

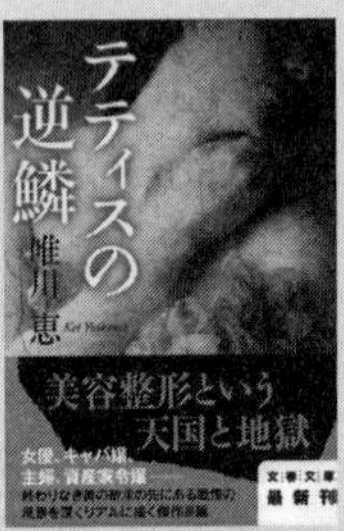

唯川恵著・文春文庫

美容外科手術を受ける動機・職業はさまざまである。手術による華やかな美貌で人気の女優。出産前の身体になり、恋人に愛されたい主婦。完璧な男との結婚を狙うキャバクラ嬢。独自の美を求め続ける、資産家令嬢。

彼女たちが通い詰める、女性美容外科医を中心に物語は展開する。そして4人はやがて「触れてはならない何か」に近づいてゆく。その何かは、一流の技術・経験、そして医師としての良心を持つ、女性美容外科医にも近づいていく。美容外科に「終わりなき欲望」を解き放った女たちが踏み込んだ風景とは。

テティスは、ギリシア神話の女神。複雑な背景があるが、簡単に言えば、美しい女に嫉妬し、復讐する神である。美容外科の本質に触れながら、ぐいぐいと読ませる。小説としても傑作。

きれい（『めまい』所収）

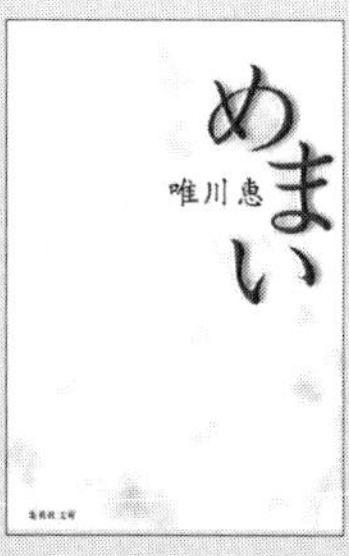

唯川恵著・
集英社文庫

美容外科クリニックを開業する女医。その患者として、彼女が高校時代に苛め抜いた女がやってくる。患者は末期がんで、最後にきれいな女に変身したいとやってきたのだ。

結末など、小説としてはやや粗雑か。しかし、美容外科医が、何を考えて、どんな手術をしているかがこれほどよくわかる小説はない。おすすめ。

ほかに、『顔を返せ』(上・下)(ハイアセン著・角川文庫)、『モンスター』(百田尚樹著・幻冬社文庫)、『改貌屋　天才美容外科医・柊貴之の事件カルテ』(知念実希人著・幻冬社文庫)、劇画では『最終フェイス』(小林よしのり著・徳間コミック文庫)などがあるが、「よく取材している」と言うだけで、心に残るものは特にない。

顔面考

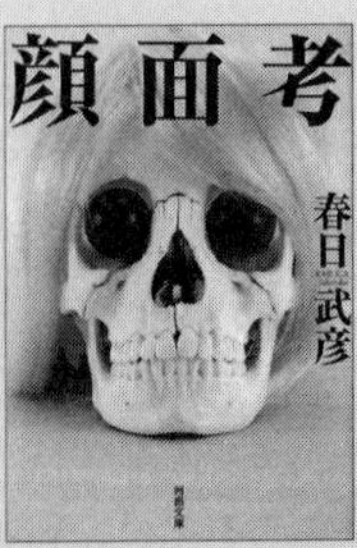

春日武彦著・河出文庫

「顔には常にいかがわしさがつきまとう。だからこそ、人は古来、奇態な想像力を発揮し続けてきた。観相学、替え玉妄想、ドッペルゲンガー、生来性犯罪者、醜形恐怖、人面犬・人面疽、整形手術、マンガやミステリーに書かれた顔……。博覧強記の精神科医が、比類なき視座から綴って見せた、前人未踏の〈顔〉論」と解説されている。美容外科手術を考える前に、一読しておくべきかもしれない。

プラスチック・ビューティー
美容整形の文化史

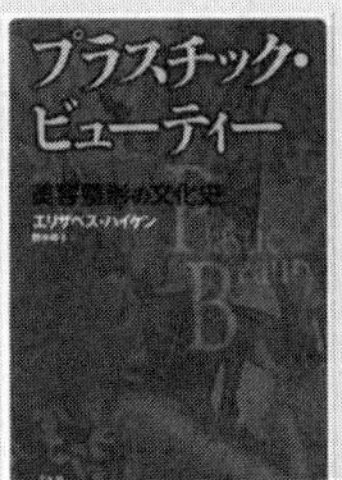

エリザベス・ハイケン著・平凡社
※絶版

美容外科は、医学と文化の両方にまたがっている。それだけに一方の側からのとらえ方では不十分である。「美と医療」「人間の幸せと健康」「人工と自然のせめぎあい」——美容外科には、人間の抱える複雑な問題すべてが含まれると言える。

そんな美容外科はどのようにして生まれ、発展してきたのだろう。容貌の美しさとはだれが決めるのだろうか、美容外科に対する人々の見方はどう変わってきたのか、手術を手掛ける医師と受ける側の患者の意識は時代の変遷に連れてどんな変遷をたどってきたのか。これらの問題を鋭いメスさばきで切り開いたのがこの本である。
戦争・不景気の時には、美容外科の人気が高まる、劣等感が美容外科を後押しする最大の力、医師とはどんな種類の人間なのか、などなど、興味深いテーマが、机上の空論でなく、具体的な事件、流行、映画、パンフレットなどの証拠物件が惜しげもなく提供され語られる。推理小説10冊分はある内容の濃い一冊。

美容外科医による著作

美人にメス
美容外科医のカルテ

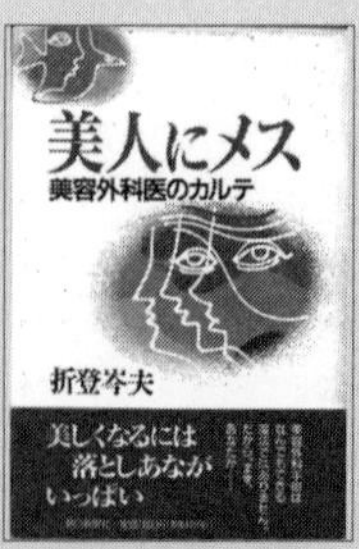

折登岑夫・朝日新聞社
※絶版

こちら美容外科110番

こっそりと美人三昧、911番

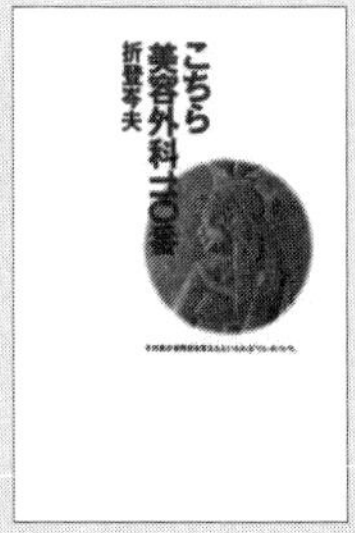

折登岑夫・草思社
※絶版

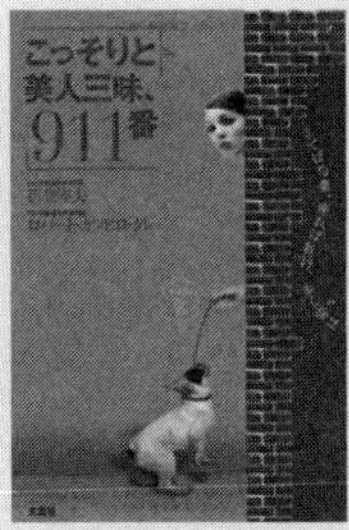

折登岑夫・文芸社

著者の折登岑夫医師は、東京大学医学部卒業後、ニューヨークの4つの大学病院で、一般外科、耳鼻咽喉科、形成外科を研修・修了し、1981年ニューヨーク市で形成外科・美容外科を開業。1988年に帰国し、92〜2005年「オリトクリニック」開業という経歴。現在はアメリカに在住。

アメリカと日本の美容外科のあり方を対照的に書いて、日本の美容外科のあり方に警鐘を鳴らす三部作。美容外科医療に関心を持つ人にぜひ読んでいただきたい。

『美人にメス』は、日本の美容外科がいかにいびつな形になっているかを、厳しく糾弾し、日本で良い美容外科手術を受ける方法を、アメリカと比較しつつ、詳述。

『こちら美容外科110番』は、帰国後、日本で開業した折登医師が、どのように患者にカウンセリングし、どのように治療したか。アフターフォローをどのようにしたのかを、目、鼻筋、シワ、脂肪、バストにわけて、具体的な例を挙げて詳しく書いている。他の美容外科医師のカウンセリングを受けることを患者にすすめる姿勢に共感した。

『こっそりと美人三昧、911番』は、アメリカのビバリーヒルズとニューヨークで開業中の、日本人でアメリカ形成外科専門医の、ロバート・クレ・カツヒロ医師との共著。911は日本の119と同じ救急車を呼ぶ番号。アメリカの美容外科の実態をつぶさに知ることができる。

マッド高梨の美容整形講座

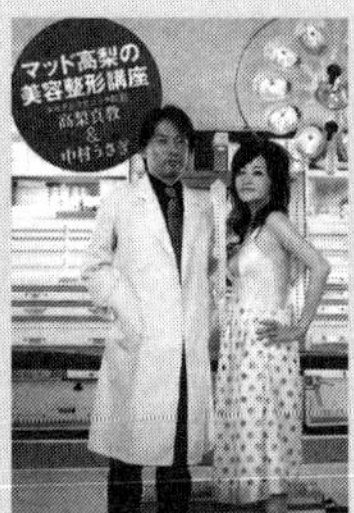

高梨真教＆中村うさぎ著・
マガジンハウス
※絶版

中村うさぎとのコンビで、名が売れた美容外科医・高梨真教氏だが、美容外科医としての誠実さがあふれる。中村うさぎあるいはマガジンハウス編集部員とのインタビュー構成。寝転がって軽く読めて、美容外科医の本音がわかる本だ。

間違いだらけの美容外科選び
後悔しない病院のかかり方

美容外科の失敗手術の治療、対応に誠実に向き合ってきて、マスコミなどにも登場する、日本医科大学名誉教授、百束《ひゃくそく》比古《ひこ》医師の、人柄がよくでている美容外科選びの本。やさしい表現だが、美容外科の本質をついている。

形成外科は感動外科

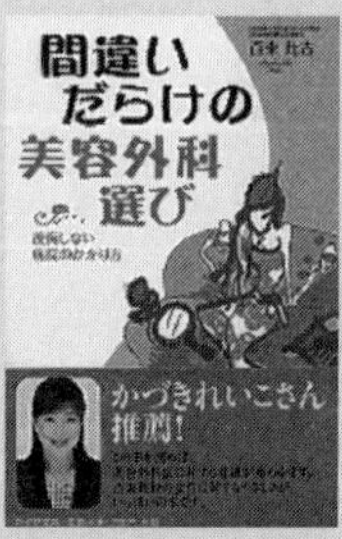

百束比古著・PHP研究所
※絶版

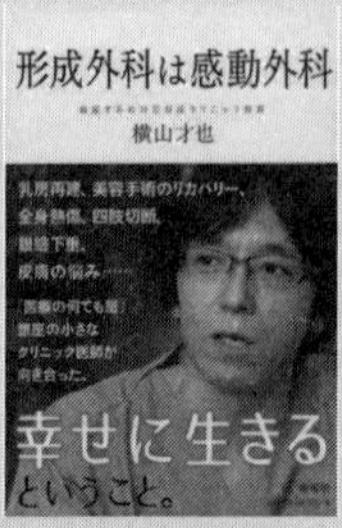

横山才也・海竜社

「銀座すみれの花クリニック院長」横山才也医師の、随想的な本。「医療に対して謙虚に、患者さんに対して誠実に向き合い、ともに幸せを分かち合えるようなクリニックにしていきたい…」「これまで、私を育ててくれたすべての患者さんに感謝しながら、よりよき医療、人を幸福にする医療を目指して一歩ずつ…」とあとがき。美容外科医・形成外科医がみんなこんな医師だったらいいのになあと感じる一冊。

美容形成は医者選びが一生の別れ道

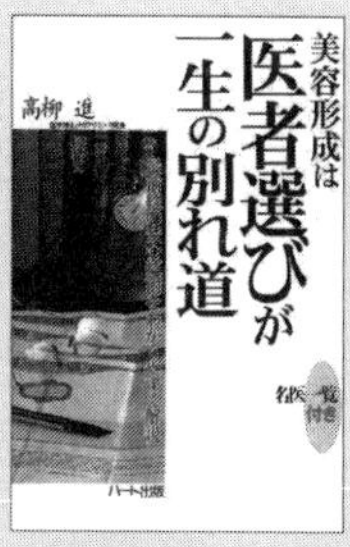

高柳進著・ハート出版
※絶版

世界的な名医として国際美容外科学会（ＩＳＡＰＳ）の会長も経験している、メガクリニック院長の高柳進医師が、美容外科・形成外科の医師選びのための、美容外科・形成外科治療について、非常に詳しくわかりやすく書かれた本。目・鼻だけでなく、性同一性障害、身長、ケロイド、さらに唇裂・口唇裂、血管腫、褥瘡《とこずれ》、顔面神経マヒなど、形成外科分野の疾患についても詳しく、わかりやすく書かれている。著者自身によるイラストが、丁寧についているのもいい。

化粧品を使わず美肌になる！

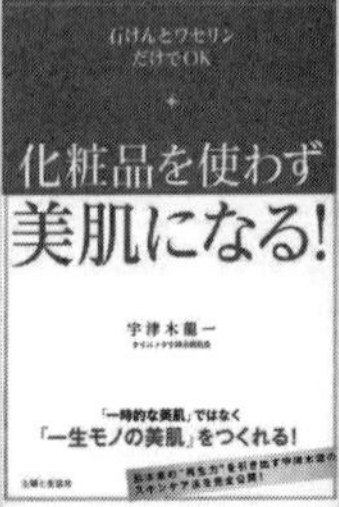

宇津木龍一著・主婦と生活社

フェイスリフトの名医として知られる、「クリニック宇津木流」院長の、宇津木龍一医師であるが、化粧品・シャンプーなどを使わないスキンケアの提唱者としても、知られている。本書のほかに、同じ趣旨の本が10冊近く刊行されている。アマゾンなどで検索して、その中の一冊を、美容、特に皮膚の健康と美容に関する、必携書として読まれることをおすすめしたい。

美容外科整形の内幕

手術の前にその実態を知るべきだ

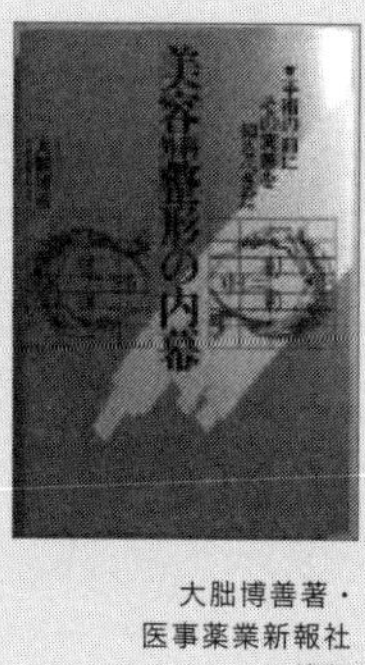

大朏博善著・
医事薬業新報社
※絶版

1990年〜91年に「週刊文春」で21回にわたって美容外科の裏側を暴く長期連載が掲載された。それらを一冊にまとめた書籍。テレビCMにも自ら登場し、日本で最も有名な美容外科医と言えばあの人だが、彼が活躍した時代の美容外科武勇伝が綴られている。日本の美容外科業界の暗い根を、知りたい人は必読の本。

目次項目の一部をご紹介する（実名部分は伏せ字にした）。

乳房の拘縮で7割が苦しむ（豊胸手術）／挿入材が皮膚を突き破った（隆鼻手術）／視力低下や失明も（二重まぶた術）／被害者実例の惨憺／恐ろしい医者たち／「死」につな

がるこれだけの危険／美容整形「アリ地獄」の恐怖…

美容外科医はボロ儲け、脱税王／ハデに広告する美容外科は危ない！／ドクター○○の「医は算術」／ドクター○○と二人の女性秘書／最激戦地福岡の乱診・乱療、美容外科の懲りない面々／美容外科医○○のマルチ商法／医療ミス70件の「タレントドクター」／悪貨が良貨を駆逐する業界

あとがき

本書で紹介した通り、美容医療は、限りなく発達していきます。

私達が考えなければならないことは、その発達した、無限に発達し続ける美容外科医療との付き合い方です。


ギリシアの哲人、アリストテレスは言いました。

「人間がなすことはすべて、幸せになるのが目的である」と。


美容医療を受けることは、幸せへの可能性を広げてくれるひとつの方法です。

しかし幸せになるための要素は、それ以外にいろいろあります。家族・友人・異性などとの人間関係や自己成長、精神的に満たされていることなど……普遍的なものはなく、人それぞれ異なるものでもあります。いずれも複雑で面倒です。考えること、努力すること、耐えること、時間をかけることが必要です。

ところが美容医療は、簡単にお金で買うことができます。うまくいけば100万円握って、美容外科の看板のかかっている医院に行って「きれいにして」といえば、たちどころに願いが叶うかもしれません。まるでアラジンの魔法のランプのように、一瞬で若返り、美人になるかもしれません。「幸せ」に近づいたと感じるかもしれません。

でも本当に幸せになれるかどうかは別です。

美容医療を受けること、すなわち「美と若さをお金で買えること」は、現代人に与えられた特権です。でも、付き合い方を上手にすることが大切です。

きれいになること、若くなることが目的になってしまっていて、ふっと気が付くと、家族は放ったらかし、友人関係は疎遠になってしまって、きれいになったけれど「幸せ」からは遠くなっている……そんなことのありませんように。幸せは、複雑で面倒で、考えて、努力して、耐えて、時間をかけて、それでようやく得られる、かもしれないものです。

若いときには、あなたの個性をいかす美容治療を。
年齢を重ねれば、シワを憎んで暮らすのでなく、「シワがあるのにあんなにきれいだ」と言われるような、美容医療を。

そして、絶対に失敗しないように。私の心からの願いです。

＊＊＊

二十数年前、私は日本中を駆け回って美容外科医・形成外科医をインタビューしました。それは、「医療の中で、美容医療がもっとも正しい情報が不足している」、「医療の名を借りて、ひどいことが行われている」と感じたからでした。

若さの正義感で取り組みましたが、内心では「私が今書いているような内容は、もう5年、10年もすれば陳腐なことになり、みんなの常識になっているに違いない」「2つの美容外科学会は一つになって、安心して美容外科治療が受けることのできる時代になっている。私はその過渡期の橋渡しの役割をしている」と感じていました。


それから25年。

美容技術は格段に進歩し、メスを使わない治療もたくさん出てきました。でも、依然として美容外科学会は2つ存在し、厚労省はまったく指導を放棄し、4大新聞は美容外科に関する情報をタブーとし、テレビ・ネット・雑誌の誇大宣伝は野放しです。

美容外科は、これからの人類社会でもっともっと、重要性を増していきます。真正面から取り組まねばならない医療分野です。

この本によって、何よりも読者の方々、その周りの方々が、よい美容医療を受けられますように。また、厚労省をはじめとする行政、マスコミの方々、2つの美容外科学会の枠組みの中でがんばっておられる医師の方々が、よい方向にさらにがんばられますように。

最後に、本書のようなデリケートな医療の書籍を快く出版してくださったディスカヴァー・トゥエンティワンの干場弓子社長、編集で全面的に協力くださった大竹朝子さん、そして支えてくれた妻の三紀に、心より感謝します。

2016年夏　大阪の自宅にて　大竹奉一

テレビ・雑誌・ネットが絶対言わない

美容医療の最新事情

ここまでできる！上手な活用法と注意すべきポイント

発行日　2016年　7月　15日　第1刷

Author　大竹奉一

Book Designer　小口翔平＋三森健太（tobufune）

Publication　株式会社ディスカヴァー・トゥエンティワン
〒102-0093 東京都千代田区平河町2-16-1 平河町森タワー11F
TEL　03-3237-8321（代表）
FAX　03-3237-8323
http://www.d21.co.jp

Publishe　干場弓子
Editor　大竹朝子

Marketing Group
Staff　小田孝文　中澤泰宏　吉澤道子　井筒浩　小関勝則
千葉潤子　飯田智樹　佐藤昌幸　谷口奈緒美　山中麻吏
西川なつか　古矢薫　原大士　郭迪　松原史与志　中村郁子
蛯原昇　安永　智洋　鍋田匠伴　榊原僚　佐竹祐哉
廣内悠理　伊東佑真　梅本翔太　奥田千晶　田中姫菜
橋本莉奈　川島理　倉田華　牧野類　渡辺基志　庄司知世
谷中卓

Assistant Staff　俵敬子　町田加奈子　丸山香織　小林里美　井澤徳子
藤井多穂子　藤井かおり　葛目美枝子　伊藤香　常徳すみ
イエン・サムハマ　鈴木洋子　松下史　永井明日佳
片桐麻季　板野千広　阿部純子　岩上幸子　山浦和

Operation Group
Staff　松尾幸政　田中亜紀　福永友紀　杉田彰子　安達情未

Productive Group
Staff　藤田浩芳　千葉正幸　原典宏　林秀樹　三谷祐一
石橋和佳　大山聡子　堀部直人　井上慎平　林拓馬
塔下太朗　松石悠　木下智尋　鄧佩妍　李瑋玲

Proofreader ／
DTP　朝日メディアインターナショナル株式会社
Printing　株式会社厚徳社

ISBN978-4-7993-1925-3